Dr Henri BOUCLIER

RHUMATISME TUBERCULEUX

Méningopathies inflammatoires

et autres d'origine tuberculeuse

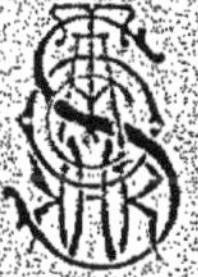

A. STORCK & Cie, IMPRIMEURS-ÉDITEURS
— LYON —
PARIS, 16, rue de Condé, près l'Odéon
—
1902

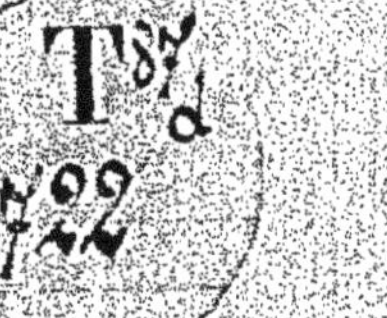

Dr Henri BOUCLIER

RHUMATISME TUBERCULEUX

Méningopathies inflammatoires

et autres d'origine tuberculeuse

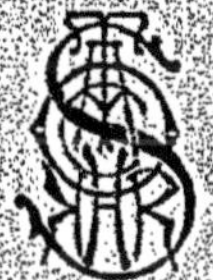

A. STORCK & Cie, IMPRIMEURS-ÉDITEURS
LYON
PARIS, 16, rue de Condé, près l'Odéon

1902

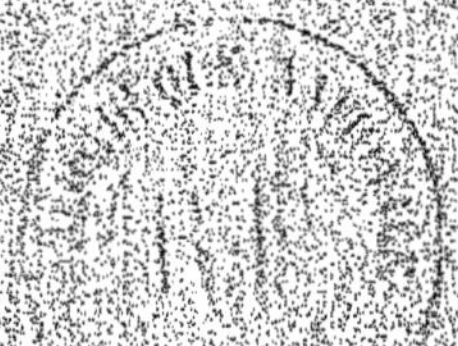

MEIS ET AMICIS

A MON PRÉSIDENT DE THÈSE

M. le Professeur PONCET

Professeur de clinique chirurgicale
Membre correspondant de l'Académie de Médecine
Chevalier de la Légion d'honneur

INTRODUCTION
DÉFINITION ET DIVISION DU SUJET

§ 1er. — Introduction

Le bacille de Koch est un microbe dont l'action pathogène est lente à se produire.

Il provoque ordinairement des lésions à évolution chronique, permettant la survie pendant des semaines et des mois.

Il semble avoir chez l'enfant une affinité spéciale pour les méninges : c'est de lui que sont redevables ces formes redoutables de méningites de la base ; c'est lui encore qui crée ces tubercules isolés des méninges convexes ou basilaires.

La localisation du bacille de Koch au niveau des méninges n'entraîne pas chez l'homme, en effet, fatalement un processus pathologique régulier univoque, toujours identique à lui-même.

Les formes anatomo-pathologiques et cliniques varient depuis la granulie méningée et l'exsudat tuberculeux basilaire jusqu'à la méningite en plaques et le tubercule isolé de la pachyméninge ou de la leptoméninge.

Bien des facteurs, en clinique humaine, peuvent entrer en jeu pour modifier, accélérer ou entraver l'invasion. Ces facteurs encore inconnus font que chez les uns la maladie évolue rapidement vers la mort, tandis que chez d'autres, dont l'organisme est plus résistant au poison tuberculeux, la maladie se prolonge pendant des mois et des années et quelquefois peut *même* rétrocéder complètement en laissant ou non traces de son passage.

Hutinel, après avoir défini la méningite commune dans le jeune âge, qui est caractérisée non seulement par des granulations mais aussi par une réaction inflammatoire banale au niveau de la pie-mère, dit :

« A côté de ces méningites nettement caractérisées, il est des cas dans lesquels l'infection tuberculeuse se cantonne, se localise et ne provoque que des réactions limitées.....

« Ces tuberculoses locales forment des plaques ou des noyaux, qui restent stationnaires ou évoluent avec une grande lenteur. »

Et plus loin : « Il est rare qu'autour des plaques tuberculeuses de la pie-mère, des noyaux caséeux de l'encéphale, il ne se produise pas une réaction inflammatoire de quelque étendue. Entre les tubercules des méninges et la méningite vulgaire, il existe donc anatomiquement et même cliniquement une foule d'intermédiaires. »

Mais nous irons plus loin qu'Hutinel dans cette division, car nous admettons qu'il existe un premier degré de tuberculose méningée où il n'y a pas un seul tubercule décelable; ce sont des cas de méningites séreuse, exsudative, *sine materia*. Nous trouvons une confirmation de notre opinion dans les travaux récents de Martin et Sicard sur la méningite tuberculeuse expérimentale (compte rendu à la Société de biologie, 5 mars 1898).

De ces travaux il résulte qu'il existe une lésion bacillaire inflammatoire, simplement caractérisée par des exsudats sans évolution de tubercules macroscopiques. Ainsi les granulations loin d'être la cause de l'inflammation, n'en sont que le produit, comme le soupçonnait depuis longtemps Empis.

« L'inflammation tuberculeuse des séreuses est tout à fait comparable aux inflammations banales; atténuée, elle produit un exsudat séro-fibrineux qui est l'expression de défense des tissus; virulente, elle produit l'épanchement purulent qui est produit par l'insuffisance des moyens de défense. »

Nous n'ignorons pas toutefois que l'on ne peut pas assimiler complètement la pie-mère, siège initial de l'affection, à une séreuse. Et voici ce que dit à ce sujet M. le professeur Weill dans le *Traité de thérapeutique appliquée* (Robin).

« Les assimilations que l'on a voulu établir entre la méningite et la tuberculose des séreuses sont erronées. Ce n'est pas dans l'arachnoïde que siègent en général les produits tuberculeux de la méningite spécifique : les granulations sont répandues dans la pie-mère et ordonnées par rapport aux conduits sanguins de cette membrane éminemment vasculaire. Les produits inflammatoires séro-fibrineux et purulents sont logés dans les mailles de la pie-mère et dans les espaces sous-arachnoïdiens qui sont de plus infiltrés, ainsi que les cavités ventriculaires avec lesquelles ils communiquent, par la sérosité plus ou moins louche, constitutive de l'hydrocéphalie... »

Cela n'empêche pas qu'il est fréquent aux autopsies de méningite tuberculeuse de ne trouver qu'une ou deux granulations en tout après une recherche minutieuse, et certainement il existe des cas où il n'y a aucune lésion appréciable, comme le prouvent les recherches expérimentales dont nous venons de parler.

Les cas suivants me paraissent singulièrement suggestifs. Weill qui les publie les cite cependant comme des cas de méningisme.

« J'ai eu, dit-il, l'occasion de faire l'autopsie d'une fille de vingt ans, qui avait été traitée dans le même hôpital trois ans auparavant, par un maître des plus autorisés, pour une méningite tuberculeuse. La guérison s'était produite, et cette personne succomba ultérieurement à une phtisie vulgaire. Or l'examen minutieux des méninges ne m'a pas permis de retrouver une trace quelconque, ni de granulations, ni d'exsudat, à la surface de l'encéphale.

« Dans un autre cas, relatif à une fille de douze ans, j'avais assisté à l'évolution rapide d'une péritonite de forme caséeuse, avec dégénérescence graisseuse du foie. L'enfant mourut avec une haute température, après quelques phénomènes d'excitation cérébrale suivie de torpeur. L'autopsie révéla de l'œdème cérébral. »

Nous publions plus loin un cas dû à M. Mollard encore plus probant sous ce rapport.

Il est évident que cette forme légère doit être éminemment curable, nous avons des cas certains qui le prouvent mais les formes de méningite localisée en plaques ou les tubercules isolés des méninges sont aussi fréquemment curables.

Quant aux méningites généralisées, leur guérison est

extrêmement rare ; mais elle existe, tant il est vrai qu'il n'est rien d'absolu en clinique.

Pouvions-nous maintenant conserver le terme de méningite tuberculeuse à ces modalités atténuées de la tuberculose des méninges, où parfois la lésion caractéristique, c'est-à-dire la granulation, n'existe pas ? Il nous a semblé qu'il fallait un mot nouveau pour englober tous ces cas éminemment curables, et par conséquent si différents par leur marche de la méningite tuberculeuse avec granulations diffuses. Nous avons choisi dans ce but le terme de méningopathie.

Et nous proposons dès lors la classification suivante :

I. Méningite tuberculeuse généralisée commune.

II. Méningopathies tuberculeuses, affections méningées tuberculeuses atténuées.
- Méningites localisées.
- Méningites séreuses *sine materia*.

§ 2. — Définition

Pourquoi employons-nous ce terme de méningopathie tuberculeuse dont nous sommes redevable à M. le professeur Poncet ?

C'est ce que nous tenons à expliquer.

Ce mot a l'avantage de ne rien préjuger des lésions et de comprendre les formes larvées *sine materia* où l'on trouve simplement une hypertension du liquide céphalo-rachidien.

Ces formes correspondent en partie à l'ancien méningisme aujourd'hui démembré et ressortissent à proprement parler des toxines tuberculeuses.

Méningopathie signifie d'après l'étymologie souffrance des méninges ; et c'est souvent tout ce que nous aurions le droit de diagnostiquer en pareil cas, si le cyto-diagnostic dû à la ponction lombaire et la recherche des bacilles dans le dépôt ne nous permettaient d'ajouter le qualificatif de tuberculeuse.

Si ce terme est appelé à rencontrer quelques oppositions, nous sommes assuré toutefois de lui trouver de nombreux défenseurs, que lui attireront sa parfaite compréhensibilité.

Car voici ce que dit H. Roger dans sa remarquable *Introduction à l'étude de la médecine* :

C'est par un abus de langage qu'on parle de maladie d'organes ; c'est affection qu'il faudrait dire, car l'affection est le processus morbide envisagé dans ses manifestations, abstraction faite de sa cause.

Quelques auteurs emploient dans ce sens le terme de *pathie* comme suffixe à la suite du nom de l'organe, *le mot ainsi créé indique une affection de cet organe sans préjuger de la maladie.* Cette manière de faire, vivement critiquée par Landouzy, est parfaitement rationnelle. Ces mots : cardiopathie, myélopathie, pneumopathie, etc., ont le double avantage d'être bien construits et fort suggestifs. Cardiopathie est plus simple qu'affection cardiaque et plus juste que maladie du cœur.

Nous prétendons faire entrer dans les méningopathies tuberculeuses toutes les formes atténuées de la tuberculose des méninges, que l'atténuation soit due à la localisation de l'infection comme dans la méningite en plaques ou le tubercule méningé isolé, ou bien à l'inflammation diffuse et légère de méninges réfractaires au bacille.

§ 3. — Division du sujet

Nous divisons notre sujet en deux parties :

1° La curabilité de la méningite tuberculeuse avant la ponction lombaire ;

2° La curabilité depuis la ponction lombaire.

La *première partie* comprend un historique et une discussion de faits, d'après le diagnostic différentiel clinique. Nous y prouvons que sans la ponction lombaire le diagnostic certain est impossible; nous ne pouvons admettre comme hors de doute que les faits vérifiés par la constatation des tubercules de la choroïde ou par une autopsie à la suite d'une maladie ultérieure. Nous distinguons ces faits de guérison en deux classes suivant qu'il s'agissait de méningites généralisées ou de méningites localisées.

La *deuxième partie* comprend après un court historique un exposé des méthodes dérivées de la ponction lombaire.

Suit une discussion sur l'importance de ces méthodes et la valeur que nous devons leur attribuer. Dans cette discussion sont intercalés les cas de guérison qui nous ont été dévoilés par la ponction lombaire. On doit les considérer comme des méningopathies tuberculeuses.

PREMIÈRE PARTIE

AVANT LA PONCTION LOMBAIRE

CHAPITRE PREMIER

Historique de la question.

Il nous a semblé inutile en commençant cette étude de relater tout au long l'opinion des divers auteurs au sujet de la méningite tuberculeuse.

Tout le monde sait combien est générale l'opinion qui veut qu'elle soit toujours mortelle. Cette opinion n'a fait que s'ancrer davantage dans les esprits au cours du siècle dernier, car tandis que S. Jaccoud et Archambault admettent encore la possibilité de la guérison, Hutinel dans le traité de médecine Brouardel et Gilbert déclare que le diagnostic de méningite tuberculeuse est un véritable arrêt de mort.

Mais ce pessimisme absolu n'est pas accepté par tout le monde, ainsi que le constate M. le professeur Weill dans le traité de thérapeutique de Robin (1898) :

« De temps à autre une observation favorable est publiée — et sans se laisser aller aux illusions de Heim qui au commencement du siècle avait vu survivre 30 hydrocéphales sur 100, de Gœlis qui en guérissait 41 sur 100, de Formey qui n'avait jamais un insuccès « pourvu qu'il fût appelé à temps », de très bons esprits, après une étude attentive et très soignée des faits, ont admis la guérison exceptionnelle mais certaine.

Je citerai d'abord le témoignage de Trousseau qui note deux observations de guérison, l'une avec paralysie consécutive, l'autre où la guérison fut complète.

Le mémoire de Rilliet peut être considéré comme la première monographie consacrée à cette question. Outre les observations personnelles de l'auteur, au nombre de trois, il renferme toutes celles qui avaient été publiées auparavant. Deux observations de Cheyne, deux d'Abercrombie, une de Jahn, une de Koser, une de Hahn. Woillez affirme avoir vu une méningite tuberculeuse caractérisée par les symptômes les plus classiques et survenue graduellement chez une jeune fille âgée de treize ans, délicate, sans tubercules apparents alors, mais qui mourut quelques années après de phtisie.

Cadet de Gassicourt cite également deux observations de guérison : la première publiée par René Blache est celle d'un enfant de onze ans dont le frère était mort de méningite tuberculeuse et qui présenta le tableau complet de la maladie. La guérison survenue le vingtième jour ne s'était pas démentie cinq ans après.

La deuxième est celle d'un enfant de cinq ans soigné par MM. Andrieux et Cadet de Gassicourt d'une méningite tuberculeuse. La guérison ici ne fut complète que dans le courant du cinquième mois, la maladie ayant laissé après elle une parésie des membres inférieurs très longue à disparaître.

Vogel rapporte un cas de guérison transitoire d'une année : « Je me souviens, dit-il, d'un cas assez prononcé d'hydrocéphalie aiguë que j'ai observé au commencement de ma carrière médicale et qui se termina par la guérison, si bien qu'au bout de quelques semaines l'enfant put être renvoyé de l'hôpital, en apparence complètement guéri. Mais le petit garçon arrivé à l'âge de sept ou huit ans retomba malade, un an après sa première maladie, et mourut alors d'une tuberculose méningée avec un fort épanchement hydrocéphalique, fait dont nous pûmes nous convaincre à l'autopsie. »

Guersant a publié deux cas de récidive beaucoup plus prompte mais non moins funeste, malgré la guérison apparente de la première attaque.

En 1879, dans le *Bulletin de la Société anatomique*, parut une observation de Barth alors interne des hôpitaux dont nous aurons occasion de parler plus loin. Elle est résumée ainsi : Tuberculose pulmonaire aiguë à forme asphyxique, granulie du pharynx ; mort au quinzième jour ; néphrite caséeuse latente du rein gauche ; méningite ancienne et granulations passées à l'état fibreux dans la première encéphalique.

Cette observation est des plus certaines, puisqu'on trouva des traces à l'autopsie d'une lésion tuberculeuse des méninges passée à l'état fibreux et parfaitement guérie.

West dit avoir vu la maladie céder une fois pendant la première période, une autre fois après les convulsions et le coma. Cette deuxième observation a trait à un enfant de trois ans et demi appartenant à une famille de phtisiques et dont un frère plus jeune avait succombé un an auparavant à une méningite. La maladie chez elle suivit sa forme ordinaire sans être arrêtée par le traitement. Les convulsions survinrent suivies de coma. La déglutition était très difficile, les pupilles très dilatées et presque immobiles, le pouls très faible et fréquent, en un mot tout annonçait une mort prochaine. L'absence de conscience persista pendant des journées ; le mouvement volontaire reparut d'abord dans les membres supérieurs ; la malade recouvra ensuite la faculté visuelle ; mais elle ne retrouva l'usage de la parole qu'après plusieurs semaines et la force de marcher qu'après plusieurs mois. La démarche resta longtemps chancelante et incertaine, et l'enfant semblait à demi idiote. — Lorsque West la revit trois ans après, elle marchait encore d'un pas mal assuré ; sa physionomie avait une expression étrange, si bien qu'il s'étonna que la maladie persistant à l'état latent ne se fût pas reproduite. Depuis il ne l'a plus revue.

En poursuivant notre enquête nous avons trouvé dans la thèse Chantemesse, Paris, 1884, de précieux renseignements. D'abord une observation (obs. XLVII) due à Cuffer. Il s'agit dans ce cas d'une tuberculose méningée chez un tuberculeux pulmonaire, caractérisée par céphalée violente, constipation, ralentissement du pouls, nausées, strabisme, raie méningitique, auxquels s'ajoutèrent plus tard délire, prostration, pouls filiforme, pupilles inégales.

Les accidents disparurent en cinq semaines.

Bulletin de la Société clinique 1878, par CUFFER.

G..., trente-quatre ans. Entré à l'hôpital le 17 avril 1877, dans le service de M. Peter.

Cet homme fut pris, trois jours avant, au milieu de son travail et sans cause appréciable, de céphalalgie intense et de quelques étourdissements.

A ces phénomènes vinrent s'ajouter une constipation opinière et de la rétention d'urine. Jamais cet homme n'avait éprouvé d'accidents analogues.

L'état du malade constaté le jour de son entrée était le suivant : céphalalgie frontale violente augmentée par la lumière, yeux presque complètement clos, pupilles égales, strabisme, raideur du cou, constipation, quelques nausées, rétention d'urine, ralentissement du pouls (54). Respiration suspirieuse, crampes très douloureuses dans les membres, raie méningitique, plaintes continuelles, gémissements, température axillaire =37°. Tous ces symptômes ne pouvaient laisser de doutes. Le malade avait une méningite, mais de quelle nature ? c'est ce que l'examen attentif des poumons ne tarda pas à révéler. Le sommet du poumon droit était manifestement le siége de granulations tuberculeuses : submatité sous la clavicule et dans la fosse sus-épineuse. Température locale augmentée, 37° 2, et à l'auscultation, respiration saccadée. C'était donc un tuberculeux et la méningite était tuberculeuse. Tel fut le diagnostic porté par M. Peter, sur cet homme qui n'avait jamais eu la syphilis, et dont les antécédents ne permettaient de songer à aucune autre affection. L'état du malade s'assombrit encore. Le délire parut, les gémissements s'accentuèrent, le pouls se ralentit (50). La respiration prit un caractère de rudesse exagérée sous la clavicule droite. La température locale resta plus élevée que la normale; enfin un amaigrissement rapide et très marqué se manifesta.

Traitement par les sinapismes et l'iodure.

Le 26 avril — Un peu d'amélioration, raideur du cou et céphalalgie moins marquées.

Le 26 avril. — Amélioration très notable, moins de souffrances. Température 37°. Même état du poumon droit.

Le 15 mai. — Etat très satisfaisant à part le strabisme et quelques douleurs de tête avec sensation de bouffées de chaleur. Les lésions pulmonaires semblent plus accusées. Quelques craquements secs sous la clavicule droite.

Le malade est décidément guéri à la date du 24 mai.

Dans la même thèse de Chantemesse, nous trouvons une deuxième observation de guérison due à M. Dujardin-Beaumetz, nous la publierons plus loin (obs. XLVIII, in thèse Chantemesse).

Cette observation est intéressante par ce fait que l'on avait constaté un tubercule de la choroïde à l'examen ophtalmoscopique.

Dans une thèse soutenue en décembre 1887 à Montpellier, par J. Boudon, nous relevons encore un cas de guérison observé par le professeur Grasset. Il y avait corrélativement une lésion tuberculeuse des deux sommets. Cette observation peut se résumer ainsi : Méningite tuberculeuse aiguë secondaire, début brusque par attaque épileptiforme, alternatives de convulsions et de coma, contractures, délire violent, température élevée, grande fréquence du pouls, guérison.

Sarda, dans le *Montpellier médical* de 1888, relate les précédents cas de guérison et insiste sur la curabilité chez l'adulte.

Depuis cette époque les cas de guérison se sont encore multipliés, nous nous contenterons de citer les plus récents.

D'abord celui de Walis Ord et Waterhouse publié dans *the Lancet* du 10 mars 1894.

Il n'y a pas d'antécédents tuberculeux, mais la malade présente une névrite optique bilatérale très marquée. Cette enfant, âgée de cinq ans, entrée le 23 octobre 1893 à l'hôpital de Chelsea, en sortit guérie le 30 novembre, après avoir subi une trépanation.

En mars 1896, parut dans le *Deutsche medicinische Wochenschrift* une observation due au Dr Janssen de Maestricht (Hollande).

Cette observation, remarquable à tous les égards, sera relatée plus loin in extenso. La guérison y est affirmée par le contrôle de l'autopsie qui démontra la présence de granulations anciennes au niveau des méninges. Ce cas est d'ailleurs relaté par M. le professeur Weill, comme un cas authentique de guérison.

A la suite de son observation, Jannssen cite des cas déjà publiés dans la littérature allemande et qui se rapprochent du sien. Ce sont ceux de Carrington, Biedert, Schwalbe, Leube.

Nous avons ensuite à noter la thèse de Monnier (Paris 1898-1899) où se trouve au milieu de plusieurs autres observations de méningite en plaques à forme torpide une observation (obs. III) qu'on peut ainsi résumer :

Plaque de méningite au niveau du centre du bras gauche, évoluant depuis un an. Opération. Un mois après, mort accidentelle, autopsie.

D'assez nombreux cas ont paru depuis 1898 jusqu'à 1902, mais comme ils sont étroitement liés à la ponction lombaire, nous en parlerons à la deuxième partie de cette étude. Nous ne voulons citer maintenant que des cas récents qui soient indépendants de cette question.

CHAPITRE II

Faits indépendants de la ponction lombaire, publiés récemment.

Depuis l'année 1900 de nombreuses discussions ont eu lieu sur le sujet qui nous occupe.

Ces discussions commencèrent à la suite d'une communication de Ménétrier à la Société médicale des hôpitaux de Paris le 19 avril 1900.

Elle se rapporte à l'observation d'un malade atteint de tuberculose pulmonaire chronique qui présenta des accidents méningitiques.

C'est un homme de vingt-sept ans, charretier, avec antécédents héréditaires et personnels.

Commencement de ramollissement du sommet droit. Il entre le 14 novembre dans le coma, après une crise d'excitation et de délire. Le lendemain, attitude en chien de fusil, photophobie, torpeur, inégalité pupillaire légère. Pas de vomissements, pouls rapide. Température 38°. Traces d'albumine. Le 16, le malade sort un peu de sa torpeur. Il se plaint de céphalée frontale. Signe de Kernig, bacilles tuberculeux dans les crachats. Température 38° 4 le soir. Les jours suivants la fièvre tombe, céphalalgie tenace. Le malade commence à se lever dans la journée. Pupilles encore inégales. Le 24 octobre, à midi sensation de lourdeur dans la jambe gauche. Une heure après membre inférieur gauche tuméfié, violacé, avec cordes dures au niveau des saphènes qui sont douloureuses. La céphalée disparaît aussitôt complètement. L'état général s'améliore avec l'appétit. La phlébite guérit après un mois et demi d'évolution.

A la suite de cette observation, l'auteur ajoute qu'il est permis de se demander s'il ne s'agissait pas là d'un début de généralisation bacillaire avec envahissement des méninges, d'une forme fruste de méningite tuberculeuse, et si la phlegmatia, accident de nature tuberculeuse et révélateur d'une affection sanguine, ne serait pas la signature de cette généralisation bacillaire. En se montrant au décours d'accidents généraux, elle serait comparable aux phénomènes critiques qui fréquemment suivent l'avortement des infections, aux inflammations locales qui marquent la cessation des accidents d'infection générale, tels que les abcès de fixation.

Dans la discussion qui eut lieu à la suite de cette lecture M. Gaillard dit qu'il possédait un cas analogue. Nous retrouvons le compte rendu de ce cas à la séance de la Société médicale des hôpitaux du 14 novembre 1902.

1902. — Il s'agit d'une femme de vingt-trois ans qui entra à l'hôpital St-Antoine le 1er mars 1898 avec une pleurésie gauche. Thoracentèse immédiate. Amélioration. Mais le 9 mars apparaissent les signes d'une méningite aiguë avec 40° 8 le soir. Le 12 mars paralysie du moteur oculaire externe de l'œil droit. Le 13 mars, coma avec 41° le soir.

Cependant la maladie tourne court. Les phénomènes méningitiques s'amendent. La pleurésie guérit, mais la température persiste, 39°-40° le soir.

Toutefois la malade s'alimente. On a, le 5 avril, à 5 heures du soir, T = 39° 6, et à 6 heures, on assiste à des convulsions du côté droit pendant quelques minutes. Puis seconde crise méningitique analogue à la première avec moins de gravité durant six jours et se terminant par la guérison. Malgré tout l'état général s'améliore et malgré une température vespérale de 40°, la malade se lève et quitte l'hôpital le 5 mai.

Depuis, pas le moindre désordre nerveux ni viscéral, pas de signes de tuberculose pulmonaire.

A la suite de cette communication, M. Moutard-Martin rappelle le cas d'un enfant qui guérit d'une méningite ayant toutes les allures d'une méningite tuberculeuse mais incomplètement, attendu qu'il resta presque complètement aveugle et garda une paralysie de la jambe gauche. Or trois ans après il succombait à la suite d'une crise analogue à la première.

Et enfin M. Siredey a vu un cas dans lequel Jules Simon et Bergeron firent le diagnostic ferme de méningite tuberculeuse, tous les signes s'y trouvaient en effet. Or il y eut guérison complète et elle date de sept ans et demi. Cet enfant n'a absolument rien conservé de cette attaque.

L'examen ophtalmoscopique fut absolument négatif.

Sans vouloir douter de la valeur de ces faits, nous devons admettre que le cas de Ménétrier revêt une importance primordiale par suite de l'apparition d'une métastase sous la forme de phlegmatia.

Parmi les communications les plus récentes nous devons insister particulièrement sur les cas publiés cette année dans la *Province médicale* du 10 juillet 1902 par M. le professeur Tripier et sur la discussion soulevée par la lecture de ces faits à la Société médicale des hôpitaux de Lyon.

Ces observations sont de valeur inégale.

Les deux premières par exemple sont loin d'être probantes.

Le premier cas de ce genre date de dix-huit ans environ.

Il s'agit d'une jeune fille examinée avec Perroud. Elle présentait de la céphalalgie, de la photophobie, la raie méningitique, de la fièvre. Perroud n'hésitait pas à voir dans ces symptômes le début d'une méningite.

Deuxième cas examiné avec Bonnet : Symptômes légers comme dans le premier cas, céphalalgie, photophobie, crise, raie méningitique, guérison rapide.

La sixième observation du même auteur, quoique plus détaillée, n'entraîne pas davantage la conviction absolue. Cependant la séroréaction de Widal fut négative.

Obs. 6. — Jeune homme de seize ans, examiné avec Colrat. La maladie débute le 30 juillet par de la fièvre, céphalalgie et abattement. Température 39° 39° 5, pouls à 88. Le 1er août au matin, 38° 6, soir 39° 5, douleur au creux épigastrique qui augmente le lendemain, le 3 août, le malade répond bien aux questions; pas de photophobie, de diplopie ni de strabisme. Foie normal, rate normale. Un peu d'albumine. Pouls 84. Respiration 24. Pas d'altérations ganglionnaires. Insomnie. Plaintes continuelles. Réflexe rotulien très faible. Rien aux poumons ni au cœur. Le 9 août, le malade peut-être considéré comme guéri et la guérison se maintient depuis trois ans.

La séro-réaction de Widal avait été négative.

Mais par contre les observations qui portent dans le mémoire du Pr Tripier les numéros 3, 4, et 5 nous paraissent bien plus certaines à cause de la présence d'antécédents tuberculeux indubitables.

Obs. 3. — Concerne une petite fille de sept ans et demi, présentant de la fièvre avec des oscillations irrégulières allant jusqu'à 39°, céphalalgie, photophobie, constipation, vomissements. Une sœur de la malade, âgée de dix ans, avait eu une pleurésie survenue insidieusement. Un oncle maternel était mort de tuberculose pulmonaire ainsi que deux des enfants de ce dernier. Guérison.

Obs. 4. — Se rapporte à un enfant de deux ans, dont la mère était morte de tuberculose pulmonaire. Cris incessants, photophobie, fièvre légère, irrégulière, mais persistante pendant plusieurs jours. Guérison temporaire. Mais un an et demi après, mêmes symptômes et bientôt convulsions, strabisme, mort.

L'observation 5 a trait à une jeune fille de onze ans, vue le 28 juin 1899, avec le Dr Armand de Denicé. Depuis quinze jours maux de tête et un peu de fièvre. Plaie par éraflure de la jambe gauche, ayant suppuré quinze jours auparavant. Photophobie, céphalalgie, pas de contractures, pas de strabisme, réflexes tendineux affaiblis, température 38° sans atteindre 39°. Constipation. A gauche du cou petite cicatrice de ganglion suppuré, ouvert à l'âge de deux ans. Amaigrissement notable depuis quelque temps. Un frère de l'enfant était mort précédemment de méningite. Guérison.

A la suite de cette communication le professeur Tripier ajoute que les lésions de méningite tuberculeuse peuvent être excessivement légères même chez les personnes ayant succombé.

Dans un cas récent, dit-il, il n'a pas été possible de trouver malgré les recherches les plus minutieuses plus de deux ou trois granulations au niveau de la base. De telles lésions pourraient très bien guérir sans laisser de traces. Le malade cité par M. Weill doit entrer dans cette catégorie. (Ce cas a été cité par nous dans le premier chapitre.)

A la même séance, M. Clément déclare qu'il se souvient

d'un enfant de dix à douze ans qui guérit parfaitement. Cet enfant présentait des antécédents très chargés : sa mère était morte de tuberculose pulmonaire. Sa sœur également morte de la même affection un an auparavant. L'enfant présentait de la céphalée, des vomissements cérébraux, rétraction du ventre, strabisme, troubles pupillaires, œdème de la papille. L'affection dura trois semaines environ et l'enfant guérit complètement. Dans ce cas le traitement employé fut les vésicatoires sur le cuir chevelu et dans tous les cas du Dr Tripier ce fut les bandelettes vésicantes.

Enfin, M. Chappet rappelle un cas de guérison de méningite tuberculeuse auquel il a assisté. Nous avons demandé à M. le Dr Chappet quelques détails sur ce cas et voici la note qu'il nous a remise, et pour laquelle nous adressons à M. le Dr Chappet tous nos remerciements :

OBSERVATION (inédite)

Méningite tuberculeuse. — Guérison.

Tuberculose des deux sommets prédominant à droite. Pleurésie droite.

Sœur H..., religieuse hospitalière, 26 ans. Père mort d'une affection pulmonaire aiguë (congestion), mère bien portante; cinq frères et sœurs bien portants ; trois décédés dont deux de méningite.

Constitution délicate; rougeole dans l'enfance ; pas d'adénites suppurées. Pas de convulsions, pas de nervosisme. Fièvre typhoïde en 1892, hémoptysie en 1893, marquant le début d'une tuberculose du sommet droit.

A l'automne de 1894, méningite avec tous les signes classiques : délire, état comateux, cris hydrencéphaliques, convulsions, vomissements, etc.

Séjour de plusieurs semaines à l'infirmerie ; cessation progressive de tous les signes; à sa sortie, malade très amaigrie, se plaignant toujours de céphalée et présentant de la tuberculose du sommet droit.

Depuis cette époque, jusqu'en 1900, la malade est assez bien pour être occupée dans divers services ; elle entre deux ou trois fois à l'infirmerie, pendant l'hiver, notamment en 1896, pour une pleurésie droite avec faible épanchement qui se résout rapidement.

Deux séjours à l'hospice de Gien, de mars à octobre 1900, et de novembre 1900 à juillet 1901.

Un séjour au sanatorium d'Hauteville, d'octobre 1901 à janvier 1902.

Actuellement, état général assez bon; facies pâle ; dyspnée et sueurs faciles; pas de fièvre; petite toux sèche; expectoration légère le matin; fonctions digestives bonnes; menstruation à peu près régulière.

Du côté des poumons, au sommet droit, matité, respiration rude; quelques craquements secs dans la fosse sus-épineuse, retentissement de la toux et de la voix. Au sommet gauche, submatité, respiration un peu rude.

Respiration normale aux bases.

A la séance du 20 juin 1902,

Le Dr Bondet, professeur de clinique médicale à la Faculté, renouvela la discussion en déclarant qu'il se rappelait cinq ou six cas de méningite vus tous avec d'autres médecins et qui ont guéri.

Il ajouta qu'il y avait de bonnes raisons de croire que ces méningites étaient tuberculeuses, car elles ont été constatées dans des familles de tuberculeux ou chez des tuberculeux. Sur ces six cas il n'a vu que deux malades guérir complètement. Les autres enfants sont restés à la suite de leur affection des arriérés.

M. le professeur Pierret déclare ensuite que généralement les méningites qui guérissent laissent des tares. La méningite n'est pas une inflammation pure et simple des méninges, c'est une méningo-encéphalite. Dans la symptomatologie de la méningite il faut faire une part à l'encéphalite. Les cellules du cortex peuvent dans la méningite être altérées de deux façons ; ou bien elles sont lésées mécaniquement par les globules blancs qui s'infiltrent entre elles ou bien elles sont altérées par les toxines.

M. Pierret croit d'ailleurs à la guérison de la méningite tuberculeuse.

Nous rappelons à ce sujet que M. le professeur agrégé Pic dans une de ses leçons de suppléance à l'asile de Bron en nous entretenant des psychoses puerpérales nous présenta deux malades qui possédaient des antécédents nettement bacillaires, l'une d'elles semblait avoir eu dans l'enfance une méningite tuberculeuse. Il ajouta que souvent la méningite tuberculeuse guérie laissait des tares cérébrales et qu'on observait à la suite des psychoses d'origine toxique. A ce faisceau de preuves dérivées de la discussion du 19 juillet viennent s'en ajouter encore d'autres.

Ainsi dans le numéro de la *Médecine moderne* du 9 juillet 1902 le Dr Sepet, de Marseille, cite l'observation suivante :

Fillette issue d'un père mort de tuberculose pulmonaire chronique. Sœur morte l'année précédente de méningite tuberculeuse. En juin 1895, cette enfant, âgée de six ans, est atteinte d'une méningite. Après une période prodromique très longue (de trois semaines), avec perte de l'appétit, maux de tête, constipation, on vit se dérouler successivement toutes les phases de cette maladie : douleurs atroces et constantes de la tête, cris hydrencéphaliques, vomissements spontanés, attitude en chien de fusil, attaque convulsive laissant après elle une hémiplégie droite et une paralysie des deux moteurs oculaires communs, avec strabisme divergent et immobilité pupillaire.

Le professeur Villard qui l'examina confirma le diagnostic. Contrairement à nos pronostics, l'enfant se rétablit complètement, ne conservant aucune trace apparente. Mais en août 1896, c'est-à-dire plus d'un an après, nouvelle poussée méningée, subaiguë et à évolution lente qui se termine par la mort après un mois et demi. Vers la fin, cette enfant présenta de la submatité et des râles dans la région sous-claviculaire gauche en plus d'une congestion hypostatique banale.

Ce cas nous offre un bel exemple d'une forme intermédiaire entre la guérison et la mort rapide; l'affection s'est prolongée à l'état latent plus d'une année.

Enfin dans sa communication à l'Académie de médecine sur le *rhumatisme tuberculeux* abarticulaire le professeur Poncet présente l'observation suivante :

Le sujet est un homme de vingt-neuf ans, que je soigne depuis trois ans pour des tubercules articulaires. De souche tuberculeuse par sa mère, il a eu, en dehors d'un pseudo-rhumatisme tuberculeux des jointures, une polyadénite froide, suppurée de l'aisselle droite. Mais la première manifestation bacillaire fut une méningite survenue à l'âge de sept ans. Le diagnostic de méningite tuberculeuse fut porté par plusieurs médecins; et je tiens du médecin traitant, médecin des plus distingués d'une ville voisine, qu'il ne pouvait y avoir d'hésitation sur la nature des accidents méningo-encéphaliques. Un coma prolongé vint encore assombrir le pronostic, et cependant l'enfant se rétablit complètement.

De cet orage cérébral il n'a conservé qu'une nervosité très marquée, une grande instabilité de caractère. Plus tard sont survenues d'autres localisations nettement tuberculeuses pour lesquelles j'ai été appelé à donner mes soins.

Nous avons cherché encore à rassembler d'autres observations où d'une part les symptômes de méningite soient incontestables, et de l'autre les antécédents tuberculeux héréditaires ou personnels soient manifestes. — En premier lieu nous rapportons une observation communiquée par M. le Dr Patel de Lyon.

OBSERVATION (inédite)

Jeune homme traité à l'âge de quinze ans pour une méningite; atteint vers l'âge de vingt-cinq ans, d'une pleurésie tuberculeuse et quelques années après, d'une broncho-pneumonie tuberculeuse, puis de phtisie chronique à laquelle il succomba vers l'âge de quarante ans.

Il s'agit d'un jeune homme maigre, vif, intelligent, ardent au travail, qui, étant interne dans un petit lycée, fut atteint de maux de tête violents et de vomissements. L'affection fut jugée assez sérieuse pour que les parents fussent priés de le ramener chez eux. Le médecin de la localité, croyant reconnaître une méningite, fit demander à consultation le Dr Bondet, de Lyon, qui confirma le diagnostic. Je ne vis le malade qu'à une période assez avancée de la maladie.

Le malade n'avait pas de fièvre à ce moment. Il présentait surtout de la contracture de la nuque, de la céphalée, de fréquents grincements de dents, un délire presque continuel caractérisé surtout par la loquacité extrême revenant par accès. Dans l'intervalle de ces accès, il pouvait reconnaître les personnes qui l'entouraient et répondre à quelques questions. Faiblesse et amaigrissement très marqués. Alimentation nulle. Quelques vomissements, pas de paralysies localisées. Insomnie. En somme, les phénomènes d'excitation prédominaient. Ces symptômes durèrent encore quelques jours et s'atténuèrent peu à peu, à la suite de l'application de quelques sangsues derrière les oreilles, et le malade entra peu à peu en convalescence et commença à s'alimenter. La santé revint complètement; mais vers l'âge de vingt-cinq ans, à la suite d'un refroidissement prolongé, il fut pris d'une pleurésie avec épanchement qui finit par guérir lentement et fut suivie quelques années plus tard d'une broncho-pneumonie tuberculeuse Une phtisie chronique en fut la conséquence et il succomba à cette dernière affection vers l'âge de quarante ans. Pendant l'évolution de cette maladie, il perdit de phtisie une tante maternelle et, plus tard, sa sœur mourut tuberculeuse.

Du côté paternel, un oncle tuberculeux. Evidemment ce jeune homme était prédisposé.

Cette observation qui n'apporte pas de contrôle scientifique net est le type des observations anciennes. Cependant on nous accordera que le contrôle médical était plus que suffisant, et que l'évolution tuberculeuse ultérieure a prouvé dans une certaine mesure la nature de l'affection méningée.

Nous relatons maintenant une observation que nous devons à la complaisance de M. le professeur agrégé Chatin.

OBSERVATION (inédite)

F. C..., cinquante ans, journalier, entré le 13 janvier 1902 pour toux et essoufflement.

Mère morte de la poitrine.

A dix-huit ans, bronchite, qui depuis, est revenue tous les hivers. Ces bronchites s'accompagnaient fréquemment de points de côté et de crachements de sang.

Ce n'est qu'acidentellement, il y a sept mois, que le malade découvrit la tumeur abdominale dont il est porteur,elle ne lui a occasionné ni douleurs, ni vomissements, ni troubles intestinaux.

Jamais de rhumatisme ni de syphilis. Pendant quelques années excès éthyliques.

Au sommet du poumon gauche quelques craquements secs, avec timbre soufflant.

Dans la région ombilicale, volumineuse tumeur dont le centre répond à l'ombilic, et dont les parties latérales débordent légèrement dans les flancs.

Le 31 mai 1902. — Après trois jours d'inappétence, attitude en chien de fusil, torpeur, photophobie, léger strabisme, raideur de la nuque. Quand on recherche le Kernig, on met en évidence de la contracture généralisée. Exagération des réflexes rotuliens, hyperesthésie cutanée. Un vomissement la nuit passée. Pas de crises convulsives. Il existe de temps à autre un mouvement d'extension de la nuque. Pas de modification du rythme respiratoire.

Le pouls bat à 60. Vésicatoire à la nuque.

Le 6 juin. — Persistance du Kernig. Depuis hier soir céphalée et diplopie. Pas de strabisme apparent, pas de vomissements. Pouls 66, régulier; nouveau vésicatoire à la nuque.

7 juin. — Amélioration des symptômes céphaliques, mais les symptômes pulmonaires du sommet gauche sont par contre plus marqués.

19 juin. — Disparition du Kernig. Réflexes encore exagérés, démarche un peu titubante. Inégalité pupillaire très nette, la pupille droite étant plus dilatée.

7 août. (M. Galavardin). — Dans ces derniers jours une *ascite* abondante s'est développée. Paracentèse de trois litres d'un liquide transparent et non hématique.

30 septembre. — Persistance des signes pulmonaires. Le malade émet des crachats purulents. Plus d'ascite. L'état général s'améliore. Le poids qui était tombé à 49 kilogs en juin est remonté à 52 kilogs.

18 octobre. — Etat général excellent. Tumeur abdominale stationnaire. Mêmes symptômes pulmonaires. A la fin de novembre, aucun changement à noter.

CHAPITRE III

Discussion des faits.

§ 1er. — Faits de guérison avec vérifications anatomiques ultérieures.

§ 2. — Faits de guérison avec tubercule de la choroïde.

Parmi tous les cas que nous venons de citer nous ne dissimulons pas qu'il en est de douteux et qui sont simplement vraisemblables. Quand on examine avec attention les observations, on découvre que certaines sont plutôt des impressions cliniques que des faits réellement scientifiques.

Et par exemple on trouve le cas suivant dans Odier :

Un enfant de dix-huit mois souffre d'une violente diarrhée bientôt suivie de vomissements; quelques jours plus tard apparaissent toute une série de manifestations cérébrales.

D'après Odier l'enfant fut guéri de méningite. Coindet publie le cas suivant :

L'enfant L..., âgé de trois ans, était dans la deuxième période de la maladie, les pupilles dilatées, sensibilité à la lumière, grincements de dents, convulsions, lenteur du pouls.

Chaque dose de phosphore calmait les convulsions, elles cessèrent dans la journée, le mieux s'établit, la convalescence fut longue.

Lorsqu'on diagnostique ainsi de gaieté de cœur une méningite tuberculeuse on n'a pas à s'étonner des brillants effets du traitement.

La vérité exige que parmi les cas publiés par Gœlis, Coindet, Abercrombie, etc., on ne reçoive comme guérisons authentiques que ceux que l'on pourrait considérer aujourd'hui comme de véritables méningites tuberculeuses.

Or sur ce point de diagnostic les auteurs contemporains deviennent chaque jour avec raison plus exigeants.

Il est certain que la recherche des antécédents héréditaires et personnels a quelque importance ; elle donne de la vraisemblance aux suppositions et quand elle se lie à un ensemble symptomatique net, on est bien près de la persuasion. Mais comme le dit fort bien M. le professeur Weill dans le traité de thérapeutique appliquée : Il ne suffit pas qu'un sujet guéri d'une méningite présente ultérieurement des accidents tuberculeux ou une antécédence tuberculeuse pour qu'on puisse affirmer l'origine de la lésion méningitique.

Ainsi donc, malgré l'existence d'antécédents chargés, nous avons à nous occuper quand même du diagnostic différentiel.

Or, le nombre des pseudo-méningites tuberculeuses est aujourd'hui considérable.

Il s'ensuit qu'en face d'un malade chez lequel on a des raisons pour craindre une méningite tuberculeuse, il faut éliminer d'abord les affections qui n'ont rien de commun avec les phlegmasies des méningites, puis les encéphalopathies et les méningites qui ne dépendent pas de l'infection bacillaire.

Dans le premier ordre d'idées nous avons les manifestations méningées (méningisme) de la fièvre typhoïde, de la pneumonie, de l'érysipèle, etc. Ici le diagnostic est particulièrement pénible, car il est fréquent par exemple d'observer chez l'adulte une méningite tuberculeuse à forme typhoïde qui peut donner longtemps le change.

La réaction de Widal permettra ici de rectifier le diagnostic (tel est le cas du professeur Tripier).

De même une pneumonie, et plus encore une pneumonie du sommet chez l'enfant peut être prise pour une méningite. Tel est ce cas cité par Weill.

« C'est ainsi que nous avons vu un cas de pneumonie avec respiration irrégulière, céphalée, raideur de la nuque, strabisme, arrivant à la résolution au huitième jour et ne laissant comme vestige de l'atteinte du système nerveux qu'une paralysie définitive du droit externe.

« Ce malade vu par plusieurs médecins avait été jugé atteint de méningite tuberculeuse. »

Mais un des gros problèmes de la question consiste dans le diagnostic différentiel d'avec le *méningisme*. Dès 1866 Bouchut avait décrit sous le nom de pseudo-méningite certains troubles fonctionnels du cerveau et des méninges, pouvant donner lieu à des apparences de méningite, mais se terminant par la guérison.

C'est pour les états de ce genre que Dupré créa le terme de méningisme issu du péritonisme de Gubler (1894). Un instant le mot fit fortune, mais bientôt il fut démembré à la suite de la ponction lombaire de Quincke et actuellement ce terme ne correspond plus qu'aux manifestations pseudo-méningitiques de l'hystérie.

La question se complique de l'existense, rare il est vrai, de l'hystérie infantile dont Weill cite encore un cas : J'ai vu un enfant de vingt-sept mois présenter cinq jours après une chute sur la tête des vomissements, de la céphalée, des cris incessants. Tous ces symptômes disparurent au bout de quelques jours. Il s'agissait vraisemblablement d'hystéro-traumatisme.

Le diagnostic différentiel est extrêmement laborieux car il n'existe pas de signe caractéristique qui différencie le méningisme de la méningite tuberculeuse ; cependant la fièvre y est rare et faible, le signe de Kernig moins fréquent, les troubles du fond de l'œil rares (congestion œdémateuse, hyperémie).

Un seul moyen de diagnostic existe, mais il est en dehors de la clinique et dérive de la ponction lombaire ; nous en parlerons plus loin. La syphilis doit être maintenant sérieusement recherchée, car on sait qu'il existe des méningites liées à la syphilis héréditaire : ainsi Dreyfous publie dans la *Revue des maladies de l'enfance* de 1883 une observation de méningite diagnostiquée tuberculeuse par Bergeon qui conduisit à la mort au bout de six semaines une fille de douze ans et demi ; à l'autopsie on trouva des lésions fibreuses syphilitiques sans tubercules. Déjà Rilliet et Barthez avaient dit : « La syphilis peut provoquer sur les membranes du cerveau une inflammation scléreuse dont l'expression symptomatique ressemble à s'y méprendre à la tuberculose méningée », et Fournier prétend que les gommes cérébrales peuvent évoluer sous l'aspect d'une méningite tuberculeuse. Mais on a beaucoup exagéré la fréquence de ces cas et surtout on a eu tort d'attribuer à une origine syphilitique la guérison de certaines méningites sous l'influence apparente de l'iodure. Ainsi que le fait remarquer Hutinel, ce critérium est manifestement insuffisant, et le cas de Janssen que nous citerons plus loin montre que la guérison par l'iodure fut obtenue dans un cas où la méningite tuberculeuse est indéniable. Hutinel raconte qu'on lui apporta un jour un nourrisson atteint de syphilis grave, qui présentait des accidents méningitiques évidents. Or, l'exsudat fourmillait de pneumocoques et l'infection des méninges était partie de l'oreille.

Quinon a cité un cas analogue (*Soc. de pédiatrie*, 1901 et Stœder (thèse de Paris, 1889) en rapporte un autre où malgré toute la vraisemblance de la méningite syphilitique, on trouva à l'autopsie un tubercule de la protubérance.

Donc, sans nier l'influence de l'hérédo-syphilis, il ne faut pas lui faire une part trop large.

Toutefois les méningites syphilitiques sont plus communes chez l'adulte.

Comment établirons-nous ici le diagnostic différentiel? Les symptômes peuvent être absolument analogues, le traitement spécifique ne prouve rien. Alors nous devons avoir recours à la ponction lombaire.

Mais ici le cyto-diagnostic sera en défaut, car il pourra nous donner une certaine lymphocytose — mais le séro-diagnostic et la recherche des bacilles dans le liquide céphalo-rachidien nous donneront alors la clef du diagnostic.

Nous avons encore à faire la distinction avec des manifestations méningées de la grippe et du rhumatisme articulaire.

Dans la grande épidémie de 1889-1890 on a observé à maintes reprises des cas de pseudo-méningite chez l'enfant.

Ici, nous avons il est vrai le catarrhe des muqueuses; mais ce n'est souvent pas un signe assez marqué pour étayer le diagnostic.

Il en est de même pour le rhumatisme cérébral des enfants; l'allure de la maladie est généralement franche et bruyante, la fièvre vive dès le début, la chorée très fréquente; mais enfin ces symptômes laissent encore place au doute. Sans compter enfin qu'il peut s'agir simplement de la généralisation aux méninges d'une lésion des oreilles, comme un écoulement récent ou ancien.

En dernier lieu nous devons mentionner la difficulté du diagnostic avec certains cas isolés ou paraissant tels de méningite cérébro-spinale quand la notion de l'épidimicité n'est pas nettement établie. Ici de nombreux cas allemands relatent des erreurs de diagnostic. Dans un cas cité plus loin cette erreur ne fut dévoilée que par la ponction lombaire. Quoique le début de cette affection soit plus brusque en général et qu'il y ait des symptômes spinaux (hyperesthésie, contractures, signe de Kernig), ordinairement mieux marqués, ce ne sont là que des nuances; et dans un grand nombre de cas, particulièrement chez l'adulte, on ne peut se prononcer qu'après l'examen du liquide céphalo-rachidien.

D'ailleurs la méningite cérébro-spinale ne peut pas être considérée comme une entité morbide ainsi qu'il ressort des travaux de Rendu, de Sicard et Brécy et de la thèse de Pinaud inspirée par M. le professeur Brissaud. Elle relève de microbes divers et présente des formes frustes, atténuées, qui s'écartent du type classique.

§ 1. — En présence des difficultés multiples du diagnostic clinique on comprend que certains auteurs, frisant le paradoxe, exigent pour affirmer la guérison de la méningite tuberculeuse l'appui des vérifications anatomiques ultérieures.

Si l'on avance cette exigence on ne trouve à signaler qu'un nombre assez réduit de méningites tuberculeuses guéries. Et ceci s'explique facilement, si l'on réfléchit à la fréquence relativement faible de l'ouverture de la boîte cranienne aux autopsies. Quand on ouvrira le crâne aussi communément que le thorax, peut-être rencontrera-t-on plus souvent des cicatrices de lésions tuberculeuses guéries, comme on trouve des tubercules crétacés ou fibreux des sommets pulmonaires.

Mais la raison primordiale est que dans ces cas atténués suivis de guérison, la lésion faible des méninges disparaît sans laisser de traces, comme guérissent sans laisser de traces de grosses masses caséeuses produites par la péritonite tuberculeuse.

Cependant nous avons eu la bonne fortune de rassembler quelques cas de guérison vérifiée anatomiquement de longues années après la maladie.

En premier le cas de Barth qui parut dans le *Bulletin de la Société anatomique* de février 1879.

Il s'agit d'un nommé B... Gustave, âgé de trente-cinq ans,

dessinateur, entré le 15 février 1879 à l'hôpital Cochin (service de M. Bucquoy).

D'après ses dires : fièvre thyphoïde à sept ans, toujours bonne santé depuis. Il y a dix jours, malaise, frissons, vomissements, un peu de diarrhée, puis fièvre intense, céphalalgie, vertiges.

Actuellement dyspnée extrême. Pas de toux ni d'expectoration. Température, 39°2.

Les jours suivants la dyspnée augmente, râles sous-crépitants en bouffées aux bases, cyanose.

Mort le 18 février.

L'autopsie démontre : une tuberculose aiguë à forme asphyxique, poumons criblés de granulations, granulie du pharynx, néphrite caséeuse latente du rein gauche ; méningite ancienne, granulations fibreuses dans la pie-mère encéphalique.

Méninges offrant une altération remarquable, pie-mère épaissie et comme fibreuse, ayant perdu sa transparence normale ; elle a pris une teinte opaque et argentée, qui rappelle celle de la dure-mère ; dans ses mailles, le long des vaisseaux, on distingue nettement de nombreuses granulations arrondies, offrant tous les caractères des granulations tuberculeuses passées à l'état fibreux ; l'encéphale est exempt de ces altérations.

Cette observation est instructive parce qu'elle montre plusieurs modes d'évolution de la tuberculose se succédant chez le même sujet : l'individu dont il est question a eu certainement à une époque reculée des accidents de méningite tuberculeuse. Peut-être faut-il rapporter à cette dernière la prétendue fièvre thyphoïde qu'il aurait eu à sept ans. Plus tard, à une époque indéterminée et d'une manière latente, une néphrite caséeuse s'est développée à gauche, a évolué silencieusement et s'est terminée par la destruction complète de ce rein. Enfin beaucoup d'années après, la diathèse assoupie s'est réveillée brusquement par une granulie aiguë des poumons qui a enlevé le malade en moins de quinze jours.

Mais cette observation n'est pas un fait isolé dans la science et nous trouvons un cas semblable dans Rilliet :

Un enfant de cinq ans et demi fut malade d'une méningite tuberculeuse qui après une durée de quarante-neuf jours se termina par la guérison. Quelques mois plus tard, l'enfant tomba sur la tête et il fut relevé sans connaissance. Il s'était fait une fracture du crâne, qui se termina heureusement par la guérison. Puis pendant une période de cinq années, l'enfant jouit d'une santé florissante; enfin il fut pour la seconde fois atteint d'une méningite, et cette fois il y succomba.

Autopsie. — On trouva à côté de l'éruption de tubercules récents, dans le voisinage de la scissure de Sylvius et à la convexité des hémisphères, de vieilles masses jaunâtres et des taches laiteuses à plusieurs endroits de la pie-mère.

On trouve un troisième cas signalé par Politzer. Un enfant mourut trois ans après le premier cas d'une récidive de méningite tuberculeuse. A l'autopsie apparut un exsudat basilaire condensé et calleux à côté des lésions récentes.

Carrington vit un jeune homme de seize ans succomber à un abcès du psoas, et constata à l'autopsie une vieille tuberculose méningée caséifiée (Manuel de Vogel).

Biedert cité par Vogel soigna durant plusieurs années un garçon à cause de crises épileptiformes ; parfois apparaissaient des paroxymes fébriles et une idiotie croissante en fut la conséquence Post-mortem on trouva une méningite avec des tubercules.

Schwalbe dit, sans plus de détails, que deux enfants qui guérirent de méningite tuberculeuse moururent un an après à la suite d'une diphtérie. On put constater à l'autopsie les traces de la première affection.

Leube communique le cas d'une jeune fille âgée de vingt-quatre ans qui, malade déjà de tuberculose pulmonaire, fut atteinte de méningite spinale. Il y eut guérison avec cependant quelques troubles persistants de la motilité. Plus tard elle mourut de méningite cérébrale. On trouva à l'autopsie des résidus de sa méningite spinale guérie.

Enfin on trouve encore dans le *Deutsche medicinische Wochenschrift* du 12 mars 1896 un dernier cas très détaillé, et dont l'importance est primordiale.

On peut le résumer ainsi :

Méningite tuberculeuse caractérisée par tous les signes cliniques et allant jusqu'au coma en mai 1894. — Sort de l'hôpital guéri le 15 juin.

Au printemps suivant développement d'une tuberculose pulmonaire qui amène la mort le 18 août 1895. A l'autopsie traces indiscutables de méningite généralisée ancienne.

Ce cas est communiqué par le docteur Jannsen de Maestricht (Hollande).

« Il s'agit d'un caporal d'infanterie âgé de dix-neuf ans qui fut envoyé à l'hôpital pour un violent mal de tête, courbature et douleurs dans les membres. Il n'a jamais été sérieusement malade dans son existence, et a seulement traversé les maladies habituelles de l'enfance. — Il n'a jamais eu la syphilis. — Dans sa famille on ne connaît pas de maladies qui se soient transmises par hérédité, et il déclare expressément que la tuberculose n'a jamais été observée dans sa famille.

Le malade est un jeune homme vigoureux, au visage bien coloré et aux yeux brillants. Il se plaint continuellement de maux de tête.

Cette douleur est surtout localisée au front.

Les yeux sont humides, les conjonctives bulbaires injectées d'un fin réseau capillaire.

Pas de strabisme, pas de changements pupillaires.

Fréquents vomissements. Constipation. Urines normales. Pouls fréquent, 92. Dicrotisme.

Respiration superficielle et irrégulière.

Ventre légèrement météorisé, plus ou moins sensible à la pression, pas de roséole.

Cœur, poumons, foie, rate, normaux.

Température 37°8 le matin, 38°3 le soir.

Pas de signes de syphilis ancienne ou récente.

Le cours de la maladie montra bientôt qu'il s'agissait d'un cas de méningite.

La fréquence du pouls diminua peu à peu et on nota même 42 pulsations. La température resta basse et ne monta pas au-dessus de 38°3. La douleur cérébrale persista extraordinairement forte. Les vomissements s'arrêtèrent après quelques jours.

Le 11 mai. — Strabisme convergent, mais très variable en intensité, parfois si faible qu'on aurait pu facilement le négliger à un examen superficiel. Les pupilles sont dilatées au maximum, elles se contractent cependant à la lumière. Une légère conjonctivite muco-purulente se forme.

Le 12 mai. — Raideur de la nuque et léger opisthotonos, taches cérébrales typiques. Peau très hyperesthésiée.

Le 13 mai. — Contracture du genou gauche ; les bras sont raides, il y a incontinence d'urine et de matières, les lèvres, la langue et les dents sont sèches et fuligineuses. L'intelligence est fortement ébranlée ; le malade tombe enfin dans le coma, dont il sort de temps à autre pour pousser des cris de douleur que lui arrache la céphalée.

Depuis le 18 mai il y a de l'amélioration, le mieux a débuté par la diminution du mal de tête et le retour à la connaissance. Peu à peu les autres symptômes de la maladie disparaissent, et le malade peut sortir de l'hôpital *le 15 juin* complètement guéri.

Mais, après un certain temps, on reconnut que la constitution du caporal était fortement ébranlée. A plusieurs reprises il ne put faire son service et il fut pris à chaque changement de température de laryngite et de bronchite. Les choses allèrent ainsi *jusqu'en avril 1895*. A cette date il fut pris de fièvre et envoyé à l'hôpital où l'on constata la destruction du tissu pulmonaire dans la fosse sus-épineuse gauche. Les crachats étaient particulièrement riches en bacilles. La tuberculose pulmonaire se développa très rapidement et le 18 août il mourut.

A l'autopsie on constata au cerveau les lésions suivantes : Après ablation de la voûte cranienne et section de la dure-mère, apparut des deux côtés de la scissure longitudinale, une masse nettement colorée en jaune, de forme oblongue, plus large en arrière qu'en avant, et qui s'enfonçait dans une certaine étendue entre les hémisphères. Elle mesurait 4 centimètres dans sa plus grande longueur et 2 centimètres dans sa plus grande largeur. A un examen minutieux cette masse jaune apparut formée de petites granulations rondes parmi lesquelles les plus profondes étaient un peu aplaties.

Ces granulations tuberculeuses étaient très blanches et sur une lamelle de verre on pouvait facilement les isoler et les écraser. La pie-mère de la convexité présentait à plusieurs endroits un aspect lactescent ; disséminées dans ces parties lactescentes il y avait une foule de petites granulations grises, dont la grosseur variait d'un grain de sable à une tête d'épingle. Ces granulations s'étendent aussi entre les circonvolutions cérébrales, en suivant le cours des vaisseaux sanguins dont elles occupent la tunique externe.

Les petits grains jaunes nommés en premier lieu se composent surtout de détritus : graisse et cellules isolées. Ils ne contiennent pas de tissu conjonctif. Les granulations tuberculeuses grises sont formées de quelques cellules et de tissu conjonctif ; — ni les grises ni les jaunes ne contiennent de bacilles tuberculeux. Après ablation du cerveau, on constata sur les parois crâniennes des endroits portant aussi les petites granulations grises et lactescentes à la base du cerveau sur le chiasma des nerfs optiques et jusqu'à la scissure de Sylvius.

Partout où se trouvent ces plaques lactescentes, aussi bien à la convexité qu'à la base, la pie-mère et l'arachnoïde sont soudées avec les couches superficielles de la substance cérébrale. Quand on a voulu les arracher, on n'y est pas arrivé sans déchirer la substance cérébrale.

Comme l'auteur le remarque avec raison, ce cas montre que le jugement de Rilliet et Barthez tel qu'on le trouve dans le traité des maladies des enfants (1891, t. III, p. 1022) ne s'applique pas à tous les cas de guérison. Ces auteurs disent formellement : « Ce n'est donc pas, suivant toute apparence, la méningite tuberculeuse ordinaire qui guérit, c'est-à-dire la méningite tuberculeuse généralisée, mais une méningite limitée autour d'une masse tuberculeuse préexistante. »

Cette critique de Rilliet pourrait s'adresser en effet à plusieurs des cas que nous venons de citer.

Si ceux de Barth et de Janssen y échappent, il en est d'autres auxquels elle s'applique.

Celui de Rilliet en est un exemple, et c'est ainsi que le comprenait l'auteur lui-même ; de même pour celui de Politzer, où l'on trouve un exsudat basilaire, condensé et calleux ; quant aux autres ils nous sont parvenus trop résumés pour que nous puissions en discuter la valeur. Cependant il est probable qu'il s'agit dans ces cas de méningite localisée ou en plaques.

La thèse de Monnier (Paris, 1898-1899) nous a donné à cet égard d'utiles renseignements sur les formes torpides de méningites en plaques.

Nous y trouvons la relation d'une observation intéressante à notre point de vue.

Plaque de méningite au niveau du centre du bras gauche évoluant depuis un an. — Opération. — Un mois après mort accidentelle. — Autopsie.

P... Auguste, trente-six ans, maçon ; rien de remarquable aux antécédents.

Le 20 janvier 1897, il est pris la nuit d'une crise d'agitation extrême. Courbature persistante au réveil, il n'a pas uriné dans son lit.

Trois semaines après il ressent brusquement une douleur à la main et au bras gauche qui gagne le tronc ; le malade se sent défaillir, sa parole s'embarrasse, il est contraint de s'asseoir.

La connaissance lui reste toutefois, et il constate que sa main est agitée de mouvement désordonnés, le bras et l'avant-bras restant immobiles.

A la suite de l'accès le malade ressent une violente courbature ; sa main gauche reste incapable de tout mouvement, les doigts étant inertes. Au début crises toutes les trois semaines. En juin 1897, six mois après le premier accès, P... entre à l'hôpital. Il en a maintenant tous les jours, ordinairement vers 5 heures du matin.

Amyotrophie de la main consécutive.

Opération par Chipault en janvier 1898. — A la dure-mère on ne trouve rien d'anormal. — On referme.

Amélioration, les mouvements des doigts redeviennent possibles.

Mais le 5 mai pneumonie. — Mort le 10 mai.

A l'autopsie. — On trouve une plaque de méningite granuleuse de la dimension d'une pièce de 2 francs environ, de consistance dure, comme de la corne, adhérant fortement aux circonvolutions sous-jacentes et les comprimant ; — la plaque méningée couvre la frontale ascendante tout entière, le pied des première et deuxième circonvolutions frontales sur 2 centimètres environ, et la partie postérieure de la troisième circonvolution frontale.

Dans ce cas le complexus symptomatique s'écarte assez notablement de celui de la méningite tuberculeuse classique ; mais il est des cas où la confusion est possible, témoin celui de Rilliet.

Raymond dans ses leçons sur les maladies du système nerveux relate un cas qui revêtait l'aspect clinique de la sclérose en plaques.

D'ailleurs, qu'il existe des symptômes de généralisation méningée consistant en céphalalgie, vomissements, troubles oculaires, délire, torpeur, relâchement des sphincters, ralentissement du pouls, ou simplement des signes indiquant une lésion des centres moteurs corticaux, peu importe.

Ce que nous tenons à démontrer c'est que la guérison plus ou moins prolongée est possible dans ces cas.

Voici maintenant une observation de méningite tuberculeuse localisée au bulbe rapportée à la Société de neurologie du 6 novembre 1902 par M. Gruchet, de Bordeaux, qui offre aussi une guérison temporaire.

Il s'agit d'un jeune garçon de dix ans qui après avoir présenté durant un mois et demi tous les signes d'une méningite classique parut complètement guéri pendant deux ans ; il fit alors une rechute qui au bout de six semaines fut encore suivie d'un retour à l'état normal. La guérison paraissait donc de nouveau obtenue, lorsque l'enfant mourut subitement d'asphyxie d'origine bulbaire avec des signes absolument analogues à ceux que provoquent les physiologistes avec l'expérience de Flourens.

L'autopsie démontra une dissémination considérable des nodules tuberculeux à la périphérie du bulbe, distribués particulièrement le long des artères vertébrales, du tronc basilaire et des cérébrales postérieures, ces dernières étant presque complètement obturées au niveau de leur origine.

Ainsi nous résumerons l'examen des faits de guérison en disant que deux observations de méningite tuberculeuse généralisée nous paraissent certaines. Les autres pourraient à la rigueur être considérées comme des méningites en plaques ou localisées.

§ 2. — A côté de ces cas où le doute n'a point place nous devons en mettre quelques autres qui semblent également certains par suite de la découverte ophtalmoscopique de tubercules de la choroïde. C'est l'...tique cérébroscopie de Bouchut qui lui faisait porter le présage le plus sinistre. Or voici que malgré ce signe alarmant la guérison ne laisse pas cependant de se produire.

Nous devons citer ici l'observation de Dujardin-Beaumetz, à côté de laquelle nous placerons une observation toute récente de Thomalla, cas cité par M. Dujardin-Beaumetz à la Société des hôpitaux en 1878.

Méningite tuberculeuse débutant sous l'aspect d'une fièvre typhoïde. — Strabisme. — Coma — Guérison au bout d'un mois.

Un garçon de vingt-trois ans entre le *12 octobre* 1878 pour des symptômes de fièvre intermittente, les accès sont mal caractérisés, et résistent au sulfate de quinine. Cet état s'aggrave pendant plusieurs jours, et on pense au début d'une typhoïde qui présente souvent cette forme intermittente.

Cependant le malade est constipé. Le 3 novembre amélioration notable.

Mais le lendemain, il est pris de céphalalgie, il ne peut supporter la lumière, insomnie. Pouls 100, puis le lendemain à 48, inégalité pupillaire, strabisme, respiration rare. Enfin *le 9* le malade tombe dans le coma et pousse des cris hydrencéphaliques. Le 10 des contractures se produisent dans tout le côté gauche, pouls toujours lent. La température oscille entre 36° et 37°. La respiration se fait à des espaces inégaux ; elle est d'une lenteur remarquable.

Le 16 amélioration, le coma diminue.

L'examen ophtalmoscopique fait constater une neuro-rétinite et un tubercule de la choroïde.

Le diagnostic de méningite tuberculeuse avait été porté en raison des symptômes classiques qui se trouvaient tous sauf les vomissements, et aussi en raison de l'hérédité manifeste qu'il présentait au point de vue de la tuberculose.

La recherche ophtalmoscopique vérifia le diagnostic.

Le 25 novembre le Dr Bauzy constata le parfait état de santé du patient.

Le traitement avait été le traitement classique : calomel à doses fractionnées, bromure de potassium, glace sur la tête.

Nous avons trouvé dans le *Berl. klin. Woch.* du 16 juin 1902 une observation où la même découverte ophtalmoscopique fut faite. Elle est due au Dr Thomalla.

M. B..., vingt ans, étudiant.

Antécédents héréditaires très chargés : père et mère morts de tuberculose.

Lui-même a souffert d'affections tuberculeuses dans la cavité buccale, à la langue, au niveau des ganglions et au cou. Il y a trois ans environ s'installèrent chez lui quelques fistules à l'anus qui furent opérées mais qui ne guérirent pas.

Quelques mois avant sa maladie présente, le malade ressentit un soir un violent mal de tête qui disparut sans médication, mais laissa un bruissement dans l'oreille gauche. *Le 23 février* il tomba malade d'une façon si violente qu'il dut recourir à mes soins.

Etat actuel. — Le patient est un fort jeune homme de vingt ans en bon état. Il a toute sa connaissance. Il gémit à haute voix, fait des mouvements craintifs avec les mains et les pieds et se roule en poussant des cris dans son lit. Il saisit sa tête entre ses deux mains et m'appelle à son secours. A l'examen la température est égale à 38°7. Hyperesthésie à la nuque, mais rien de notable à la colonne vertébrale. Photophobie, mais réaction pupillaire intacte à la lumière. Rien aux poumons. Pouls assez fort et fréquent. Réflexes patellaires et cutanés un peu exagérés. Quelques vomissements. Constipation, météorisme. Anurie, il fallut faire le cathétérisme. 0 gr, 3 de calomel et un lavement de glycérine, une vessie de glace sur la tête et IK furent le traitement, le second jour on ajouta de la créosote.

Lorsque, *le 27 février*, la fièvre eut baissé, je conduisis mon malade en voiture chez le professeur Gerhard pour entendre son diagnostic. Ce dernier confirma le mien, mais il n'écarta pas absolument l'idée d'une tumeur cérébrale opérable.

Je vis ensuite M. V. Michel qui trouva un tubercule de la choroïde : à l'œil gauche, vers la partie interne et inférieure de la choroïde, deux petites granulations de la choroïde, voisines l'une de l'autre.

Le malade prit 1 gr,5 de créosote par jour.

Amélioration notable, le malade commence à se lever. *Le 3 juin* le Dr Michel constata chez le malade une disparition des granulations et une pigmentation commençante.

Le 12 juin j'envoyai le malade aux bains de mer, il me revint au commencement de septembre en excellent état. Mais ses fistules s'étaient rouvertes ; je parvins à les guérir par une opération.

Je permis alors seulement au malade de travailler intellectuellement. Le 13 janvier je l'envoyai chez le Dr Michel qui conclut à sa complète guérison.

Voici donc encore deux cas de guérison authentique, puisqu'ils ont été vérifiés par l'examen du fond de l'œil.

Mais ce sont là, il faut l'avouer, deux cas peu fréquents, car il n'est pas commun de trouver des tubercules de la choroïde dans la méningite tuberculeuse. Aussi la cérébroscopie a perdu beaucoup de son importance en raison de la rareté de ses résultats.

En effet, sur 41 cas de méningite tuberculeuse contrôlée à l'autopsie Heinzel n'a pas trouvé une seule fois un résultat positif. Wortman sur 27 cas n'a trouvé que 4 fois des tubercules de la choroïde. Ainsi ce procédé ne peut pas être considéré comme pratique, puisqu'on ne peut pas le généraliser et admettre la valeur des faits négatifs.

DEUXIÈME PARTIE

DEPUIS LA PONCTION LOMBAIRE

---

§ 1er. — Recherche des bacilles dans le liquide céphalo-rachidien
§ 2. — Cyto-examen (avec séro-réaction)
§ 3. — Perméabilité

Comment donc arriverons-nous à poser d'une façon ferme et définitive le diagnostic de méningite tuberculeuse? Les antécédents sont quelque chose, mais ils ne suffisent pas.

La vérification anatomique qui ne serait possible que par une opération est un procédé difficile et insuffisant, puisque l'on explore souvent à côté du siège du mal (cas de Waterhouse); l'examen des tubercules choroïdiens ne répond pas à la majorité des cas.

Nous devrions donc renoncer à éclairer le problème si nous n'avions depuis peu un vaste champ de recherches dans la ponction lombaire.

C'est en 1890 que Quincke pratiqua la première ponction et depuis cette époque, et particulièrement depuis quatre ans, sa littérature est immense. C'est en effet un moyen diagnostique de premier ordre; et s'il semble prouvé aujourd'hui que sa valeur thérapeutique est douteuse, du moins elle n'entraîne jamais d'accidents quand elle est faite d'une façon modérée. Comme peu de liquide céphalo-rachidien suffit pour le diagnostic, on n'est pas autorisé à dépasser 10 à 15 c.c. par ponction. Souvent ces ponctions produisent même une diminution des douleurs.

Ainsi dans tous les cas où le diagnostic est incertain, et nous avons vu qu'ils sont nombreux, on doit employer la ponction lombaire.

Quels sont les renseignements qu'elle nous donne ?

§ 1er. — Recherche des bacilles dans le liquide céphalo-rachidien

Quincke déclara de bonne heure qu'on avait dans la ponction lombaire un excellent moyen de préciser le diagnostic, car si on trouve des bacilles tuberculeux dans l'exsudat, la nature tuberculeuse de l'affection est établie d'une façon indiscutable. Là-dessus on fit dans les différentes cliniques allemandes des essais nombreux, mais au début les résultats ne furent pas favorables et on n'obtint des bacilles que dans 3 p. 100 des cas vérifiés. Fürbringer s'occupa beaucoup de ces recherches et eut le mérite de trouver une méthode utile de coloration. Depuis que grâce à ses travaux le bacille est recherché dans le caillot qu'on soumet à une coloration, et surtout qu'on sait qu'au début de la maladie le bacille ne se trouve généralement pas dans le liquide, les échecs sont devenus plus rares.

Fürbringer publie, en 1895, 37 cas dont 30 avec résultat positif, soit 80 p. 100.

Lichtheim, mais il est vrai avec un petit nombre de cas, obtient 100 p. 100 ; Lenhartz 50 p. 100.

Schwartz constate sur 79 cas, 52 positifs et Fürbringer deux ans après sa première communication a 44 résultats positifs sur 63 cas.

D'après une statistique de Pfaundler, le bacille de Koch se trouverait dans 33 p. 100 des cas à la période d'irritation, dans 50 p. 100 à la période de compression et dans 75 p. 100 des cas à la période de paralysie.

Dans une communication de Griffon à la Société de biologie à la date du 5 janvier 1901, nous lisons que dans trois cas de méningite tuberculeuse, l'auteur a réussi à cultiver le bacille de Koch sur sang gélosé en ensemençant le dépôt qui se forme lorsqu'on centrifuge immédiatement après la ponction lombaire. C'est là un procédé dérivé du précédent mais moins pratique en raison de la longueur de la recherche.

Nous devons nous en tenir à la recherche directe des bacilles dans l'exsudat et admettre les résultats de Fürbringer qui nous apportent le plus de faits : c'est-à-dire 70 p. 100 de succès.

Nous avons dans la littérature médicale quelques faits, où malgré la découverte de bacilles tuberculeux par la ponction lombaire, la guérison s'est produite. Ces faits possèdent une haute valeur scientifique et nous semblent absolument indiscutables, puisque le complexus symptomatique est vérifié par la présence des bacilles.

Tels sont les cas publiés par Henckel, Freyhan, K. Barth de Baden-Baden, Gross de Kiel.

Henkel. — *Münchener medicinishe Wochenschrift*, 1900, XLVII.

Un cas de méningite cérébro-spinale tuberculeuse avec guérison.

Le 18 septembre 1899, on transporta dans le service du Dr Rümpel un jeune garçon, âgé de dix ans, qui brusquement avait été pris deux jours auparavant en pleine santé de fortes douleurs de tête, d'une fièvre élevée et de lassitude croissante.

Cet enfant n'avait jamais été malade auparavant et n'avait jamais souffert de maladies du nez, du cou et des oreilles.

Le billet de réception indiquait : enfant assez grand et bien bâti, qui paraît gravement atteint et ne bouge pour ainsi dire pas quand on l'interpelle.

Pas d'exanthème, un peu de raideur de la nuque. Douleurs dans toute la colonne vertébrale, hypéresthésie des deux extrémités inférieures, réflexes patellaires complètement disparus des deux côtés, pupilles assez larges (égales), rondes, réagissant faiblement. A l'ophtalmoscope, névrite optique double, plus forte à droite. Température 40°6.

Pouls 159, un peu inégal et irrégulier, faible.

Respiration 30.

Eu égard à ces renseignements le diagnostic de méningite cérébro-spinale fut admis. Mais pour savoir de quelle sorte de méningite il s'agissait, il fallait attendre la ponction lombaire projetée.

Cette ponction lombaire donna issue à 40 c.c. de liquide clair à peine troublé, coulant sous une assez forte pression. La teneur en albumine était de 1/2 p. 100 d'après l'Esbach. Le liquide spinal fut placé dans une couveuse à 37°. Après vingt-quatre heures le dépôt, assez faible, fut coloré en vue de la recherche des bacilles de Koch (coloration Ziehl-Neelsen) ; et le résultat fut positif. Les bacilles tuberculeux étaient très nombreux et se trouvaient pour la plupart à l'intérieur de leucocytes polynucléaires. D'autres microorganismes que les bacilles de Koch furent découverts dans le dépôt, soit par la coloration, soit par la culture.

Je n'ai pas inoculé au cobaye, d'abord parce que je tenais cela pour inutile en me basant sur la certitude de la préparation microscopique qui arrêtait toute objection, puis parce que j'espérais parvenir directement à cultiver les bacilles tuberculeux. J'ai employé à cet effet un tube de glycérine agar. L'essai fut négatif, probablement à cause de la position intra-cellulaire des bacilles. Le troisième jour depuis son arrivée à l'hôpital, une pneumonie du lobe inférieur du poumon gauche se déclara chez notre malade. Elle s'étendit peu à peu à tout le poumon gauche. Les crachats, toujours très rares, présentèrent les micro-organismes les plus variés. On y trouva le bacille lancéolé en très petit nombre, et jamais le bacille de Koch. Jusqu'au 26 septembre, il n'y eut pas de changement réel dans le tableau de la maladie.

Puis l'état du malade s'assombrit brusquement. Le visage devint blême et livide. L'épuisement augmenta, il y eut des cris hydrencéphaliques et l'on constata une parésie du moteur oculaire externe gauche. Le jour suivant, il y eut un ptosis double plus fort à gauche qu'à droite. La pupille gauche était plus dilatée que la droite ; mais toutes deux réagissaient à peine. Névrite optique intense des deux côtés. Les réflexes patellaires faisaient complètement défaut. La colonne vertébrale était très sensible à la pression, ainsi que les deux extrémités inférieures.

Le 30 septembre au matin : vomissements.

A ce moment la maladie a atteint son apogée et commence dès ce moment à décroître lentement.

L'intellect commence peu à peu à s'éclaircir. Les réflexes patellaires se rétablissent, — il est vrai qu'ils disparaissent à l'occasion d'un jour à l'autre, — mais finalement ils persistent. La différence pupillaire oscilla à plusieurs reprises, elle était parfois très prononcée (et toujours c'était la pupille gauche qui était plus dilatée) puis elle manquait de nouveau. Jusqu'au 26 septembre la température oscilla d'une façon constante autour de 40° et décrut ensuite en lysis avec des rémission assez marquées jusqu'au 1er octobre. Puis jusqu'au 24 novembre le petit malade eut des élévations vespérales de 37°8 à 38°, rarement au-dessus.

Après la chute des hautes températures, l'apathie de l'enfant resta très marquée, jamais il ne se plaignit de douleurs, toutes les articulations étaient libres dans tous les mouvements tant passifs qu'actifs. Le ptosis double et la parésie du moteur oculaire du côté gauche disparurent complètement. La différence pupillaire est cependant restée stationnaire. Les deux papilles sont légèrement œdématiées. Il n'y a pas de cécité des couleurs. Pas de rétrécissement du champ visuel à un examen grossier. Il faut noter la chute des cheveux qui eut lieu vers la troisième semaine de la maladie, débuta par l'occiput et dura jusqu'à la quatrième semaine de la maladie. Et cela sans cause locale appréciable.

La ponction lombaire fut encore renouvelée deux fois avec des intervalles de trois et cinq jours, elle donna cette fois des résultats négatifs. Ces ponctions produisirent cependant une amélioration chez notre malade. On employa à l'intérieur des doses de calomel de 0 gr. 10 en deux fois. Bains journaliers de 28° R. à 24° R.

Deutsche medicinische Wochenschrift du 6 septembre 1894, par le Dr Freyhan.

Anamnèse. — Richard Al..., vingt ans, ouvrier, entre le 25 janvier 1894.

Pas d'hérédité directe bacillaire, — seul un membre éloigné de sa famille serait mort de phtisie.

Pas d'antécédents personnels.

Il y a trois jours, brusquement, au milieu d'une excellente santé, il a été pris de frissons et de fièvre, avec sensation de tiraillement dans les jambes et douleurs excessives au niveau du front et de l'occiput qui durent sans relâche le jour et la nuit. — Le malade poussait des cris et s'agitait à tel point dans son lit qu'il fallait employer la force pour l'y maintenir. Pas de crises à proprement parler.

État actuel. — Jeune homme bien bâti et en bon état. Il est obnubilé, cependant il répond aux appels énergiques. L'agitation est extrême, les gémissements incessants, même il y a des grincements de dents. Opium. Température 37°,4. Pouls variant d'un moment à l'autre de 72 à 116. Respiration, 28 à la minute. Rien aux poumons ni au cœur. Ventre météorisé et douloureux. Urines rares mais normales. Constipation.

Tête en léger opisthotonos. Colonne vertébrale raide et douloureuse. Raideur de la nuque très marquée, vives douleurs lorsqu'on cherche à la vaincre, apophyses épineuses extrêmement sensibles à la pression.

Nystagmus constant ; contractions isolées dans le domaine du nerf facial ; pupilles égales, dilatées, réagissant faiblement.

Double névrite optique ; papilles hyperémiées à bords indécis. On ne vit jamais dans le fond de l'œil de tubercules de la choroïde.

Raideur des extrémités avec quelques contractions incoordonnées dans les différents muscles.

Enorme hyperesthésie de toute la peau.

Jamais de convulsions. Reflexes cutanés et tendineux exagérés. Sphincters intacts.

Dans les jours suivants le tableau morbide se modifie. Les symptômes d'excitation disparaissent, des phénomènes paralytiques les remplacent ; l'hyperesthésie disparaît, le malade tombe dans le coma. Anurie, il faut sonder le malade. La température qui s'était tenue au début entre 38° et 39° C. commence de profondes rémissions interrompues d'élévations. A plusieurs reprises violents vomissements.

A la lèvre il y a encore à noter une éruption d'herpès qui en corrélation avec le début tout à fait aigu de la maladie, avec le manque d'antécédents tuberculeux et l'ensemble symptomatique parut donner la certitude d'un cas de méningite cérébro-spinale épidémique.

Pour pouvoir affirmer le diagnostic, le 6 février le professeur Fürbringer fit la ponction lombaire. On retira 60 centimètres cubes d'un liquide très légèrement trouble coulant par jet, 3 p. 100 d'albumine avec l'Esbach.

Pas de sucre ni d'autres substances pathologiques.

Les plaques ensemencées avec le liquide recueilli aseptiquement ne réussirent pas. Au microscope on vit dans le sédiment à côté de quelques rares corpuscules de pus des bacilles tuberculeux non douteux, colorés en rouge sombre, disposés sous forme de collier de perles, dont la présence fut affirmée par de nombreuses préparations de contrôle.

Tout doute dut cesser après une deuxième ponction lombaire pratiquée huit jours plus tard et qui donna un résultat identique en tous points au premier. La condamnation à mort nous parut alors certaine. Cependant une amélioration produite par la première ponction persista. L'intelligence se dégagea, la fièvre s'abaissa, la céphalalgie diminua ainsi que la raideur de la nuque. Dès lors la convalescence avança sans arrêt quoique lentement, de telle sorte que le malade, après trois semaines sans fièvre, fut en état de se lever. Mais ce ne fut qu'après plusieurs mois que les membres recouvrèrent leur souplesse. La névrite optique persista et on pouvait encore l'observer à la sortie du malade qui eut lieu le 23 avril. Depuis le malade que j'ai revu plusieurs fois est en bonne santé.

München. medicinische Wochenschrift, 27 mai 1902, par le Dr K. Barth de Baden-Baden.

Maria St.. âgée de deux ans et demi. Pas d'hérédité autre qu'un oncle mort d'hémoptysie à trente-trois ans. Entre le 2 juin 1901 pour rougeole, et reste pour cette raison quatre jours au lit, puis guérit rapidement.

Le 11 juin, fièvre, vomissements, diarrhée, céphalalgie. A la suite de quelques doses de calomel et de quelques bains, il se produit après huit jours une amélioration apparente. Mais le 25 juin, violente fièvre (40°5 C. à onze heures du matin), céphalalgie occipitale, photophobie. Pas de vomissements, constipation, pas de convulsions, pupilles un peu dilatées réagissant faiblement. Forte contracture de la nuque. Kernig, abdomen normal. Rate normale. Nez, odorat et oreilles intacts, de même que le système circulatoire et lymphatique, les os, les articulations et la peau, qui ne porte pas trace de traumatisme. L'urine ne contient ni albumine, ni sucre, la diazo-réaction est négative.

Traitement. — IK à l'intérieur, vessie de glace sur la tête, bains. La fièvre qui montra fréquemment le type inverse n'a pas un cours caractéristique.

Céphalalgie la nuit et le matin surtout, persistant malgré l'opium joint au bromure de potassium que j'ordonne le soir. Pouls ralenti, Cheyne-Stokes.

Contractions toniques dans les bras et les jambes, il y a de l'opisthotonos, la conscience se trouble de plus en plus, incontinence des sphincters.

On fait la ponction lombaire qui donne des bacilles tuberculeux dans le sédiment du liquide céphalo-rachidien; mais il n'y a pas d'amélioration des douleurs ni des contractures. Dans l'espace de huit jours, huit sangsues furent placées aux mastoïdes.

Le 15 juin la température demeura au-dessous de 38° et ne se releva plus, les douleurs cessèrent.

Comme l'enfant était épuisé on lui fit des injections d'huile camphrée et on le nourrit avec des bouillons et des biftecks. L'enfant demeura longtemps obnubilé, il ne voyait ni n'entendait rien. Pupilles dilatées, réagissant faiblement. Les membres inférieurs toujours relevés étaient sans force, bras et tête étaient agités de mouvements constants.

Ce ne fut que lentement au milieu de septembre que se produisit une amélioration. D'abord l'ouïe, puis la parole et en dernier lieu la vue se rétablirent. Puis l'enfant apprit peu à peu à s'asseoir, à se tenir et à marcher, enfin en dernier à retenir son urine. A la fin de l'année la guérison put être considérée comme achevée, et maintenant la santé est parfaite.

Berliner klinische Wochenschrift, le 18 août 1902, par Gro... de Kiel.

Un domestique de dix-sept ans fut reçu le 18 septembre 1901 pour des maux de tête ayant débuté deux jours auparavant. Après une amélioration passagère les douleurs recommencèrent le lendemain, particulièrement violentes au niveau du front. Vomissements de bile verte.

Le malade présentait de la raideur de la nuque et de la colonne vertébrale. Fièvre entre 39° et 40°, pouls relativement lent, nettement dicrote. Abdomen déprimé en bateau. Phénomènes vasomoteurs cutanés très marqués. Photophobie intense et gémissements continuels par suite d'une effroyable céphalalgie localisée tantôt au front, tantôt à l'occiput. Urine normale. Pas de diazo réaction. Pupilles égales réagissant bien. Au fond de l'œil on constate une hyperémie péri-papillaire. Réflexes patellaires très affaiblis. Intelligence à peu près libre, malgré un léger trouble dans les idées.

Rien dans les organes internes.

Au niveau du crâne on remarque une cicatrice à l'occiput. Le malade raconte que c'est la trace d'un coup qu'il reçut le 11 novembre. Mais ce ne fut qu'une blessure cutanée qui guérit sans traces d'infection. Ainsi on ne pouvait pas admettre le nom de méningite traumatique. Le traumatisme ne pouvait être tout au plus qu'une cause occasionnelle. Comme les cavités de la face étaient intactes on ne pouvait établir le diagnostic qu'entre ces trois affections : méningite séreuse, méningite cérébro-spinale épidémique et méningite tuberculeuse. Si le début brusque et le manque de lésions organiques bacillaires plaidaient pour une méningite épidémique, le manque d'herpès labial, les rémittences de la fièvre, la présence de cicatrices de lésions ganglionnaires du cou ayant suppuré dans l'enfance plaidaient pour la forme tuberculeuse.

En pensant au traumatisme cranien, une exsudation séreuse pouvait être à la rigueur possible.

Pour trancher le diagnostic on décida une ponction lombaire, qui fut faite le soir du troisième jour de la maladie. Le liquide s'écoule sous une pression de 250 à 270 mm. et montre des oscillations pulsatives et respiratoires nettes. Il était très faiblement troublé et contenait 1 p. 100 d'albumine par l'Esbach.

Après un séjour de douze heures dans la couveuse, il devint clair comme de l'eau par séparation d'un petit culot. Au microscope ces petits flocons contenaient beaucoup de polynucléaires, mais pas de micro-organismes, la plus grosse partie des flocons fut cependant colorée pour la recherche des bacilles tuberculeux, et dans une préparation se trouvèrent trois petits bâtonnets résistant aux acides, placés au milieu de leucocytes.

La ponction lombaire fut renouvelée encore deux fois au

huitième et au dixième jours de la maladie surtout à cause de l'amélioration qu'en ressentait le malade qui réclamait avec instance sa « piqûre ». On ne put plus trouver de bacilles ni dans les préparations ni dans les cultures et l'inoculation dont se chargea le Dr Neumann. Mais cette inoculation négative ne parle pas contre la nature tuberculeuse ; il est en effet très possible que la deuxième et la troisième ponctions lombaires ne continssent plus de bacilles, ainsi que cela est arrivé à Henkel dans un cas de guérison.

D'ailleurs, dans la méningite tuberculeuse il est fréquent que le liquide céphalo-rachidien ne contienne pas de bacilles.

Quant à la présence des polynucléaires elle s'explique par l'acuité de l'affection.

Naturellement la découverte des bacilles est concluante, car une méningite séreuse peut très facilement faire des exsudats louches.

Ordinairement la méningite tuberculeuse ne débute pas d'une façon aiguë, cependant elle le peut et les cas de Freyhan et Henkel le prouvent. Mais ici le début fut précédé d'un traumatisme. Or dans plusieurs travaux la liaison entre les blessures de tête et la méningite tuberculeuse a été notée. Dans les cas les plus rares, il pourrait s'agir d'une infection de la plaie par les bacilles tuberculeux. Mais habituellement le traumatisme cause la transformation aiguë d'une méningite déjà latente ou d'un vieux foyer tuberculeux.

Dans notre cas la méningite fut guérie lorsqu'au seizième jour la fièvre fortement rémittente eut disparu. Le malade se remit ensuite promptement, mais l'examen des poumons démontra à ce moment les signes certains d'une lésion des deux sommets. L'expectoration est faible et ne contient pas de bacilles tuberculeux.

Il faut peut-être chercher dans cette localisation éloignée du poison tuberculeux la confirmation ultérieure du diagnostic.

Dans les cas précédents nous avons vu qu'il n'a pas été fait d'inoculation du liquide céphalo-rachidien au cobaye.

Henkel n'employa pas ce procédé parce qu'il trouvait le cas assez probant sans cela. Freyhan et Barth n'en parlent pas et Gross en dit quelques mots où il exprime cette opinion qu'un résultat négatif n'est nullement démonstratif pour lui de la nature non tuberculeuse de la méningite.

Tandis que J. Bernheim et P. Moser (*Wien, m. Woch.*, mai 1897) affirment que l'inoculation au cobaye donne des résultats plus sûrs que la recherche microscopique du bacille, cette affirmation surprend Marfan, car dans trois cas de méningite tuberculeuse vérifiés à l'autopsie l'inoculation du liquide rachidien recueilli pendant la vie ne lui donna aucun résultat.

Sicard revient sur le même sujet dans un travail de 1900 (*Presse médicale*) sur la méningite expérimentale. Il ne croit pas non plus que l'inoculation au cobaye puisse être érigée en une méthode infaillible de diagnostic. Telle est aussi l'opinion de MM. Widal, Sicard et Ravaut qui en parlent incidemment à la séance de la Société de biologie du 13 octobre 1900. — Cependant nous lisons dans un compte rendu de la Société de biologie du 20 juillet 1902 la communication suivante faite par MM. Widal et L. Le Sourd.

« Nous avons inoculé dans le péritoine de cobayes le liquide céphalo-rachidien recueilli pendant la vie chez douze malades atteints de méningite tuberculeuse.

« Dans tous les cas les animaux sacrifiés ont présenté des lésions tuberculeuses. Les inoculations primitives furent de 10 à 15 c.c., mais nous avons vu ensuite que 5 c.c. et même moins suffisaient à produire le même résultat. »

Les épanchements tuberculeux développés au sein des séreuses, tels que les épanchements de la plèvre, ne présentent pas toujours une virulence aussi intense et aussi constante.

Nous nous sommes assuré que le liquide céphalo-rachidien des phtisiques non atteints de méningite tuberculeuse est dépourvu de virulence.

Mais il ne faut pas perdre de vue les renseignements que nous fournit la *thèse Sicard, Paris 1899*.

« Nous avons étudié, dit cet auteur, le liquide céphalo-rachidien provenant de malades divers, atteints de paralysie générale, de *méningite tuberculeuse*, d'hydrocéphalie, d'épilepsie, de tétanos. Dans presque toutes ces observations nous n'avons jamais constaté de toxicité du liquide céphalo-rachidien.

« Dans un seul de nos cas de méningite tuberculeuse sur cinq, le liquide céphalo-rachidien prélevé quelques heures avant la mort et très légèrement troublé a été inoculé dans le cerveau d'un cobaye et a donné naissance, à la dose de un 1/4 de c.c. à des crises convulsives ayant amené la mort de l'animal en trente-six heures. Dans les quatre autres cas négatifs le liquide céphalo-rachidien avait été prélevé huit à dix jours avant la mort. »

Ainsi nous devons conclure de ces faits avec Sicard que l'expérimentation clinique n'a donné jusqu'ici que des résultats très imparfaits.

Avec Marfan nous dirons contre Widal et Le Sourd qui ont émis récemment l'exigence inverse : on a le droit de parler de méningite tuberculeuse guérie même quand le liquide céphalo-rachidien inoculé au cobaye n'a pas produit chez lui des lésions tuberculeuses certaines.

Mais malheureusement le bacille tuberculeux ne se trouve pas d'une façon constante dans le liquide céphalo-rachidien alors que la méningite tuberculeuse a pu cependant être vérifiée à l'autopsie.

D'après la communication de Mya à la séance du 22 mars 1899 à l'Académie médico-physique de Florence, il faut donc avoir recours à d'autres caractères moins variables du liquide céphalo-rachidien dans la méningite tuberculeuse; ces caractères sont :

1° L'augmentation de la quantité du liquide;

2° La formation d'un caillot en toile d'araignée dans toute la hauteur du tube;

3° La présence de flocons épendymaires;

4° La stérilité de l'ensemencement dans les milieux ordinaires de culture.

Mais à côté de ces constatations une méthode a pris jour qui mérite d'être analysée en détail. Nous voulons parler de la méthode cytologique.

§ 2. — Méthode cytologique. — Cyto-examen.

La méthode du cyto-diagnostic est basée sur la recherche des éléments cellulaires contenus dans les sérosités ou les liquides de l'organisme et sur l'étude quantitative, qualitative de ces éléments chez l'homme sain et chez l'homme malade. Cette méthode a été créée et appliquée à la pathologie médicale par MM. Widal et Ravaut. Elle a déjà donné des résultats d'une très grande valeur pour le diagnostic des épanchements de la plèvre, du péritoine, de la tunique vaginale. Le cyto-diagnostic a été appliqué au diagnostic des méningites par MM. Widal, Sicard et Ravaut. Leur communication initiale date de la séance du 13 octobre à la Société de biologie. On peut la résumer ainsi : A l'état normal le liquide céphalo-rachidien recueilli sur le vivant par ponction lombaire ne contient pas d'éléments figurés.

Dans les diverses maladies aiguës ou chroniques (phtisie aiguë, fièvre typhoïde avec méningisme, mal de Bright, cardiopathie avec anasarque) de même que dans les diverses maladies du système nerveux (paralysie générale progressive, sclérose en plaques, hémiplégies de causes diverses, chorée chronique, mal de Pott sous-occipital) le liquide céphalo-rachidien s'est montré libre de tout élément cellulaire.

Lorsque les méninges sont frappées d'inflammation aiguë on voit apparaître dans le liquide céphalo-rachidien des éléments figurés variables suivant la nature de l'agent infectieux. Toutes les recherches ont été faites sur le vivant.

Ces auteurs ont étudié le liquide céphalo-rachidien provenant de douze cas de méningite tuberculeuse contrôlée à l'autopsie.

Dans tous ces cas, sauf un, il y avait une prédominance remarquable de lymphocytes, et toutefois dans ce dernier cas comptait-on encore davantage de mononucléaires.

Dans deux cas de méningite cérébro-spinale épidémique la formule cytologique était inverse et on n'observait que des polynucléaires.

C'est donc la lymphocytose qui caractérise la formule cytologique de la méningite tuberculeuse. Des recherches expérimentales montrent que par inoculation de bacilles tuberculeux sous des méninges de chiens, on provoque un exsudat beaucoup plus riche en lymphocytes que par inoculation de pneumocoques ou de staphylocoques. La formule n'est pourtant pas aussi pure que celle fournie par le liquide céphalo-rachidien puisé au cours de la méningite tuberculeuse humaine.

Une communication de Griffon à la Société de biologie du 5 janvier 1901 est venue fournir un nouvel appoint aux expériences précédentes. Il s'agit de 4 cas de méningite aiguë de l'adulte. Dans 2 de ces cas, uniquement des lymphocytes ; dans un troisième cas, quelques polynucléaires au milieu de très nombreux leucocytes.

Ces trois cas vérifiés à l'autopsie étaient des méningites tuberculeuses (Serv. de Faisans). Dans une quatrième observation, la polynucléose excessive fit porter le diagnostic de méningite aiguë non tuberculeuse, diagnostic que confirma le *lendemain* le résultat de la culture sur *sang gélosé* en donnant des colonies de méningocoque de Weichselbaum.

Ces résultats auraient une valeur définitive s'ils s'étaient toujours reproduits ; mais d'autres auteurs ont été moins heureux. Ainsi Lewkowitz qui a fait une statistique sur 30 cas de méningite tuberculeuse avec cytologie donne les résultats suivants :

24 cas de lymphocytose
6 cas de polynucléose.

Méry donne sur 9 cas :

6 à lymphocytose
3 à polynucléose

Il semble donc qu'il peut exister, bien que rarement, des méningites tuberculeuses à polynucléose.

Nous nous rappelons avoir observé nous aussi un cas

de méningite tuberculeuse avec polynucléose dans le service de M. le médecin-major Bernard à l'hôpital militaire Desgenettes.

Mais ce cas, loin de prouver que la formule de Widal était en défaut, vient au contraire lui donner une éclatante confirmation. (Société nationale de médecine. Séance du 6 mai 1901. Lyon).

Il s'agit d'un homme entré le 10 avril 1901 à l'hôpital Desgenettes, pour une congestion pulmonaire suspecte. L'évolution de l'affection et l'autopsie ont montré en effet qu'il s'agissait d'une tuberculose à forme broncho-pneumonique.

A la fin d'avril le malade semblait aller mieux, quand subitement, un soir, il tombait dans un état comateux progressif avec vomissements sans efforts, incontinence des urines et des matières.

Le lendemain il présentait des signes non douteux de méningite: déviation de la tête et des yeux, raideur de la nuque, inégalité pupillaire, etc., etc.

Une ponction lombaire fut faite. On retira 35 centimètres cubes d'un liquide clair. Par centrifugation on vit que ce liquide ne renfermait à l'examen microscopique que des mononucléaires ; le diagnostic de méningite tuberculeuse s'imposait donc.

A la suite de cette ponction le malade eut une légère amélioration passagère d'un jour ou deux, mais rapidement le coma survenait à nouveau.

Quatre jours après, on fit une nouvelle ponction ; le liquide était toujours clair, mais cette fois, on trouvait des polynucléaires en immense majorité. Le cyto-diagnostic de Widal semblait en défaut, puisque dans une même méningite on pouvait avoir, à quatre jours d'intervalle, une formule leucocytaire différente. Fallait-il penser à une infection secondaire, à une méningite mixte ?

L'autopsie faite le samedi a montré qu'il s'agissait en effet d'une méningite tuberculeuse compliquée de méningite purulente. A la base, on trouve des granulations tuberculeuses, et en même temps en arrière du bulbe un petit placard jaunâtre, formé de pus concret. La culture de ce pus a donné en abondance des microcoques dont la nature n'a pu être encore déterminée.

La formule leucocytaire de Widal se trouvait donc en parfaite concordance avec les faits.

Cette observation remarquable nous est restée dans l'esprit comme un cas type, et nous sommes porté à croire que dans les cas de polynucléose relatés plus haut il s'agissait de ponctions lombaires tardives faites lorsqu'il y avait déjà une affection microbienne surajoutée au bacille de Koch, et qui se traduisait par la purulence.

Mais d'un autre côté Sicard a montré que la même méningite cérébro-spinale épidémique pouvait présenter d'abord des polynucléaires, puis à la guérison la lymphocytose. Faut-il en conclure à la non-valeur de la lymphocytose ?

Au début lorsqu'il y a lutte violente sous l'influence d'un coccus virulent (méningocoque, streptocoque, pneumocoque), aussitôt il y a exode de polynucléaires qui représentent par excellence les éléments du combat. Puis quand la lutte s'éteint, quand la maladie tend vers la « restitutio ad integrum » des tissus atteints, le polynucléaire laisse la place au mononucléaire ; telle est l'interprétation pathogénique dont est susceptible le fait de Sicard et Brécy.

Ainsi supposons un enfant ou un adulte souffrant depuis quelques semaines ou même quelques mois.

Il est resté alité au début durant quelques jours, est

entré en convalescence, puis de nouveau a eu une courte rechute et la maladie se prolonge au milieu de rémissions et de recrudescences légères. On a pensé à de la grippe, à de la tuberculose au début.

La réaction de Widal négative a éloigné l'idée de dothiénentérie. On soupçonne une forme fruste de méningite. L'examen cytologique donne un liquide clair et le microscope démontre la présence de nombreux lymphocytes.

Un observateur non prévenu conclurait immédiatement à la méningite.

Il ne faut pas dans ce cas se hâter de se prononcer.

Quand la maladie sous une forme franche puis atténuée évolue depuis des semaines ou des mois, et que le cytodiagnostic du liquide céphalo-rachidien pratiqué très tardivement à une période très éloignée du début, se montre positif et décèle surtout des lymphocytes, il faut d'abord éliminer cliniquement les maladies chroniques du système nerveux susceptibles de provoquer une lésion méningée, comme la paralysie générale, le tabès, la sclérose en plaques, la méningite syphilitique. Alors seulement on sera en droit de penser que l'on est en présence d'une méningite fruste, et que cette méningite fruste doit être une méningite cérébro-spinale non tuberculeuse. Si l'on peut pratiquer en effet la ponction lombaire au moment d'une poussée de recrudescence de la maladie, les polynucléaires auront alors remplacé les mononucléaires et le diagnostic sera confirmé.

Ainsi il faut connaître ce fait que longtemps après le début de la méningite cérébro-spinale, le liquide céphalo-rachidien ne contient plus que des mononucléaires.

On ne peut donc demander à cette méthode plus qu'elle ne peut donner. C'est un symptôme qui doit être rapproché d'autres symptômes constatés chez le malade.

Il nous donne toutefois un moyen excellent de différencier le méningisme hystérique des méningites vraies, puisque dans le cas d'hystérie il n'y a pas d'altérations du liquide et par conséquent pas de leucocytes.

Mais lorsqu'il s'agit de distinguer la méningite tuberculeuse par exemple de la méningite syphilitique, alors la méthode nous semble insuffisante et il faut qu'elle s'appuie sur le diagnostic clinique.

En effet, le cyto-diagnostic de la méningite cérébro-spinale syphilitique est encore à l'étude.

L'observation de MM. Labbé et Castaigne concerne un malade étudié en pleine efflorescence secondaire de la syphilis. Le liquide céphalo-rachidien contenait des polynucléaires nombreux. M. Debove s'est rallié à l'opinion de méningite cérébro-spinale syphilitique. MM. Labbé et Castaigne ont cru au contraire à la nature cérébro-spinale épidémique de la maladie.

Mais des faits ultérieurs ont contredit ces premiers résultats et Nageotte dans une communication à la Soc. méd. hôp. Paris du 25 janvier 1901 a vu dans la myélite syphilitique une lymphocytose marquée, à tel point qu'il a une tendance, ainsi que Babinski à faire de la lymphocytose une manifestation à peu près exclusive de la syphilis diffuse (en dehors de la tuberculose méningée bien entendu).

Dans le *Bulletin de la Société médicale des hôpitaux de Paris* du 17 janvier 1902, MM. Widal, Sicard et Ravaut ont établi la formule cytologique du liquide céphalo-rachidien au cours de la méningo-myélite syphilitique. Ils ont montré que dans un cas de méningite syphilitique confirmée à l'autopsie, le liquide céphalo-rachidien s'était montré riche en lymphocytes pendant la vie. Bien plus même dans la syphilis héréditaire tardive, une lymphocytose du liquide céphalo-rachidien peut traduire une irritation méningée spécifique ainsi que le prouve un cas de Widal. Chez un syphilitique héréditaire ne présentant aucun phénomène nerveux, l'examen cytologique du liquide céphalo-rachidien est resté au contraire négatif.

Ainsi la lymphocytose est aussi la formule de la méningite syphilitique.

Dès lors seule la constatation du chancre ou des divers accidents spécifiques peut donner la certitude sur la nature syphilitique de l'affection, ou bien les stigmates de syphilis héréditaire comme le nez en lorgnette, les dents d'Hutchinson et le crâne déformé.

Quand ces signes cliniques n'existent pas nous sommes autorisés tout au moins à douter de la nature syphilitique.

Or MM. Widal et Le Sourd citent dans le *Bulletin de la Société médicale des hôpitaux de Paris* un cas clinique qu'ils intitulent ainsi :

Méningite aiguë — guérison par le traitement antisyphilitique (injection biiodurée iodure) malgré l'absence d'antécédents et de stigmates syphilitiques. Liquide céphalo-rachidien riche en lymphocytes et sans virulence pour le cobaye.

Ce cas ne peut pas entraîner la conviction, d'autant moins qu'il existe une hérédité chargée. Père mort de tuberculose pulmonaire, une sœur tuberculeuse.

Ces auteurs ajoutent qu'on n'a pas le droit de parler de

méningite tuberculeuse guérie tant que le liquide céphalo-rachidien inoculé au cobaye n'a pas produit chez lui des lésions tuberculeuses certaines.

Nous avons rapporté plus haut les trois cas de Marfan qui prouvent le contraire.

Notre conclusion est donc que l'on doit sous certaines conditions attribuer une grande valeur au cyto-diagnostic de la méningite tuberculeuse mais à lui seul il ne suffit pas, il faut qu'il soit accompagné d'un tableau clinique suffisamment net. — La séro-réaction d'Arloing-Courmont peut aussi lui venir en aide. Ce procédé lyonnais dont nous avons appris à apprécier la valeur nous semble tout indiqué ici comme procédé de contrôle.

C'est dans ces conditions que l'observation de Sépet parue dans le *Marseille médical* du 1er juillet 1902 nous paraît avoir une valeur scientifique hors de conteste : On y observera la concordance remarquable entre le cyto-diagnostic et le séro-diagnostic du sang.

A côté de cette observation nous rapportons celle de Rocaz qui revêt aussi une grande valeur de ce fait que la ponction fut faite dans les premiers jours de l'affection, et montra une lymphocytose remarquable.

Enfin en dernier lieu vient une observation inédite de M. Mollard qui eut la bonté de nous la transmettre et dans laquelle la séro-réaction d'Arloing-Courmont joint au résultat négatif de la réaction de Widal apporte aussi un appoint sérieux au diagnostic.

In *Marseille médical*, du 1er juillet 1902, par le Dr Paul Sépet, médecin des hôpitaux.

Il s'agit d'un enfant de six ans et demi, L... Pierre, né à Marseille et dont les antécédents sont très chargés, mère atteinte de tuberculose fibro-caséeuse à évolution très lente affirmée par l'auscultation et l'examen bactériologique. Un frère en bon état âgé de quinze ans, une sœur morte à l'âge de sept ans de bronchite bacillaire.

Comme antécédents personnels : gastro-entérite à six mois, à trois ans rougeole, à la suite de laquelle apparurent les stigmates du rachitisme.

A quatre ans légère angine staphylococcienne.

A la fin d'avril il se plaignit un soir de la tête et vomit son dîner ; puis il devint triste, cessa de jouer, perdit l'appétit, eut encore un ou deux vomissements après les repas, un peu de fièvre le soir et après avoir traîné une semaine s'alita.

Le 2 mai nous trouvons cet enfant couché en chien de fusil, dans un état demi-comateux, il ne répond que difficilement aux questions ; il se plaint de la tête et pousse des gémissements.

Pas de raideur de la nuque. Inégalité pupillaire ; à gauche on note de la mydriase, de l'abolition du réflexe lumineux et un léger degré de blépharoptose. Pas de Kernig ; raie méningitique très nette ; ventre excavé en bateau. Ce matin vomissement alimentaire sans effort. Constipation opiniâtre. Respiration un peu fréquente (30), pouls lent, régulier, dépressible, à 60.

Température 38°3 dans l'anus.

Traitement. — Calomel à doses fractionnées ; glace sur la tête. Le 5 mai apparaissent des phénomènes d'excitation : délire avec hallucinations visuelles. Thermomètre à 39°. Pouls à 90.

Le lendemain léger degré de contracture du côté gauche avec hyperesthésie cutanée très nette.

Les phénomènes oculo-pupillaires paraissent s'être amendés.

Le 7 mai légère attaque épileptiforme avec prédominance marquée du côté gauche. Température à 38°3.

Le 8 on pratique la ponction lombaire. On recueille 20 c.c. d'un liquide à peine louche, six heures après ce liquide est plus trouble. A l'examen microscopique on découvre de nombreux lymphocytes et quelques rares polynucléaires, pas de micro-organismes. Le lendemain état stationnaire.

Le 11 aggravation de tous les symptômes. Le coma est devenu

complet. Irrégularités de la respiration affectant le type de Cheyne-Stokes.

Alternatives de rougeur et de pâleur de la pommette gauche, injection des conjonctives, pupilles à peu près égales, peu dilatées mais toujours insensibles à la lumière. La déglutition devient impossible les jours suivants et l'on emploie les lavements alimentaires.

Le 12 le coma est cependant moins prononcé.

Le 16 les pupilles réagissent mieux à la lumière, le coma diminue ainsi que la contracture gauche.

Le 17, séro-examen du sang d'après la méthode Arloing-Courmont fait par M. Hawthorn, interne. Réaction agglutinante très nette quoique lente au 1/5.

Le 18 il y a une amélioration notable, la parole est revenue, l'enfant boit, se plaint de la tête.

La paralysie, la raideur de la nuque et les vomissements disparaissent.

Les jours suivant voient s'établir le retour à la santé, température normale.

La guérison s'obtient sans tare ni reliquat.

Le 28 le malade effectue sa première sortie.

Voici maintenant le cas de Rocaz paru dans les *Archives de médecine des enfants* de 1901. Ce cas a été observé à l'hôpital des enfants de Bordeaux.

En octobre 1900 un garçon de huit ans entre dans le service du Dr Moussous.

Antécédents héréditaires mauvais. Son père est mort de tuberculose pulmonaire ; sa mère est vivante, mais très amaigrie et tousse continuellement. Aucun signe de syphilis.

Lui-même n'a jamais été fort. Rougeole, coqueluche, nombreuses bronchites.

Il y a une quinzaine de jours il maigrit tout à coup ; en même temps son caractère changea, il devint triste, taciturne, se plaignit de la tête et s'alita. Cinq jours plus tard il entra à l'hôpital.

L'enfant est couché en chien de fusil, du côté opposé à la

lumière, dans une torpeur constante dont il est difficile de le tirer. Il vomit tous les liquides qu'on lui présente, mais sans effort. De temps à autre il pousse des cris plaintifs. Depuis trois jours constipation opiniâtre malgré purgations et lavements. Ventre rétracté. Raie méningitique très nette. Pas de strabisme ; mais les pupilles réagissent faiblement. Pouls fréquent et irrégulier. Pas de raideur de la nuque mais une hyperesthésie généralisée. Pas de Kernig. Cet enfant est très maigre. Son cœur est sain mais à l'examen des poumons on constate que le poumon droit est le siège d'une lésion du sommet se traduisant par de la matité et une expiration prolongée.

Le séro-diagnostic tuberculeux, pratiqué d'après la méthode Arloing-Courmont par le Dr Buard, est positif.

Nous avons affaire à un tuberculeux et à un tuberculeux qui se défend. La température varie entre 37°5 et 38°5.

Mêmes symptômes pendant deux jours.

Je pratique une ponction lombaire au siège classique qui donne issue à 15 centimètres cubes de liquide qui paraît normal. Mais au bout d'une heure on y aperçoit de légers flocons. On centrifuge ; le dépôt est examiné et l'on constate qu'il est uniquement formé de lymphocytes en proportion tout à fait anormale.

Quelques heures après la ponction lombaire, l'enfant sortait de sa torpeur. Le lendemain le pouls devenait régulier. Puis peu à peu en un mois tous les symptômes méningitiques s'effacèrent ; les vomissements durèrent encore une huitaine ; la céphalée persista pendant plus de deux semaines ; les réflexes pupillaires mirent autant de temps à devenir normaux.

Non seulement l'amaigrissement cessa, mais le malade commença bientôt à engraisser.

Quand tous les phénomènes méningitiques eurent disparu, je pratiquai une deuxième ponction lombaire, le liquide céphalo-rachidien était très clair et malgré une centrifugation prolongée, il fut impossible de découvrir de leucocytes. L'enfant a engraissé depuis, il peut être considéré comme guéri. Le traitement a été : bromure et purges au calomel au début ; cacodylate ensuite.

Dans ce cas il faut admettre la méningite tuberculeuse, car :

1° La première ponction a été pratiquée pendant la phase aiguë de la maladie ;

2° La lymphocytose s'est montrée pure ;

3° L'évolution clinique et la tuberculose du sujet plaidaient en faveur de ce diagnostic.

Cette guérison s'est maintenue depuis un an.

Dans ce cas si l'on n'a pas la preuve absolue de la guérison et qu'on admette une simple rémission on est cependant conduit à penser qu'il s'agit ici d'une forme atténuée où les accidents paraissent imputables à la formation d'exsudats peut-être résorbables.

Enfin voici un cas dû à M. Mollard et pour lequel nous lui adressons tous nos remerciements.

Il s'agit d'une *méningite tuberculeuse ayant débuté par un ictus à la suite d'une chute. Séro-réaction de Widal négative, d'Arloing-Courmont positive.*

Observation communiquée par le Dr MOLLARD

M..., Etienne, dix-sept ans, manœuvre, entre le 11 septembre 1902. Pas d'antécédents ni héréditaires ni personnels. Ethylisme, deux litres et demi de vin par jour, sans troubles gastriques. Dimanche dernier, il y a trois jours, il sortit à bicyclette, il allait bien quand vers les dix heures il tomba sans connaissance. Il ne reprit connaissance qu'une heure et demie après. Il n'avait pas à ce moment de morsure de la langue, et il n'avait pas mouillé son pantalon. A midi il put rentrer chez lui avec le tramway ; mais depuis lors anorexie à peu près complète, un seul vomissement alimentaire dimanche, constipation absolue.

Céphalée intense avec douleur de la nuque. Faiblesse générale. C'est pour ces phénomènes que le malade vient à l'hôpital.

A l'examen : jeune garçon très robuste ayant toute sa connaissance, mais somnolent.

Le malade accuse de la photophobie et de la douleur dans les mouvements des globes oculaires. — On ne trouve pas de parésie des muscles de l'œil ; les pupilles sont égales, réagissant bien à la lumière.

Le malade se plaint d'une céphalée intense, mais non localisée. Bosse séro-sanguine dans la région pariétale gauche provenant de la chute. Pas de paralysie du facial ni de l'auditif.

Douleur et raideur de la nuque avec léger opisthotonos, les mouvements de la tête sont possibles quoique un peu douloureux. On ne trouve aucune déformation de la colonne cervicale, la pression sur la tête n'amène pas de douleurs au niveau des vertèbres cervicales. Signe de Kernig assez net. Pas de contractures au niveau des membres, pas de convulsions, réflexes rotuliens exagérés ; aucun trouble de la sensibilité.

Constipation, abdomen assez souple, un peu rétracté, gargouillement dans la fosse iliaque droite, pas de taches rosées, pas de spléno-mégalie.

Langue saburrale. Pas de vomissements depuis dimanche. Respiration 32 par minute.

Rien d'anormal aux poumons.

Au cœur, dédoublement net du deuxième bruit, cœur lent.

Pouls radial 54. La température est de 37°7 le soir de l'entrée. Urines sans albumine.

Injection de 0 gr. 04 de calomel aux fesses les 12 et 13 septembre. Le 18 on met des vésicatoires sur le cuir chevelu, les phénomènes méningés s'amendent. Le 12 le malade sort complètement guéri.

Le 21 septembre on avait cherché la réaction de Widal. Or le diagnostic typhique fut négatif, même au 1/10, d'après les recherches de M. Louis Bancel remplaçant M. P. Courmont.

Puis on a eu recours à la séro-réaction d'Arloing et Courmont, qui a donné un résultat très positif, l'agglutination atteint et dépasse 1 pour 15 d'après les recherches de M. P. Courmont.

Tout récemment, en novembre 1902, M. Mollard a revu ce malade qui est en excellent état.

Ici certainement le traumatisme a joué le rôle de cause occasionnelle. C'est donc un cas à rapprocher de celui de Gross de Kiel, et les réflexions que fait cet auteur peuvent s'appliquer très bien ici.

§ 3. — Méthode de perméabilité

A côté de la méthode du cyto-diagnostic prend place la méthode de perméabilité moins étudiée que la première mais qui a déjà fourni des renseignements intéressants.

Elle est due à MM. Sicard, Monod et Widal, dont la communication à la Société de biologie date du 3 novembre 1900.

Les diverses membranes séreuses de l'organisme sont, à l'état normal, très perméables de dehors en dedans, et l'on conçoit que les modifications en plus ou en moins de cette perméabilité à l'état pathologique soient difficiles à mesurer. La membrane arachnoïdo-pie-mérienne, au contraire, a comme attribut physiologique d'opposer une barrière solide aux diverses substances qui pourraient la pénétrer de dehors en dedans.

Widal et Sicard avaient montré en 1897 que l'agglutinine n'apparaît pas pendant la vie dans le liquide céphalo-rachidien, alors même que le sang possède un pouvoir agglutinant très élevé, comme dans la fièvre typhoïde et Sicard a établi qu'un corps diffusible comme IK n'apparaît pas à l'état normal dans le liquide céphalo-rachidien, alors même qu'il a été absorbé à doses élevées.

Or dans deux cas de méningite tuberculeuse les auteurs ont pu se convaincre que l'iodure de potassium diffusait dans le liquide céphalo-rachidien.

Voilà donc, en ce qui concerne l'iodure de potassium, une réaction élégante qui permet de déceler immédiatement les troubles grossiers de la perméabilité du niveau de la pie-mère malade.

A la suite de cette communication M. Griffon a étudié la perméabilité méningée à l'iodure de potassium au cours de la méningite cérébro-spinale et il n'a pu déceler trace de ce corps dans le liquide céphalo-rachidien de deux malades soumis à l'ingestion du sel durant plusieurs jours. C'est donc là un fait très intéressant capable d'apporter un diagnostic différentiel de plus entre la nature tuberculeuse ou non tuberculeuse d'une méningite.

Les résultats multiples de toutes ces méthodes issues de la ponction lombaire nous font conclure que celle-ci a révolutionné la pathologie des méningites; bien des divisions sont près de disparaître et d'autres près de s'imposer. Et pour en revenir au sujet qui nous occupe nous dirons que c'est grâce à elle que l'existence de méningites tuberculeuses guérissables a pu devenir un fait acquis à la science. Nous avons tâché de mettre ces cas en relief et de les réunir sous le pseudonyme de méningopathies tuberculeuses; il nous reste maintenant à donner quelques explications complémentaires sur la façon dont nous nous expliquons ces cas de guérison.

A notre sens plusieurs hypothèses sont possibles.

1° Il s'agit du stade initial d'une méningite tuberculeuse, dans laquelle il n'y a encore aucun tubercule à la base, ni aucun bacille dans le liquide céphalo-rachidien.

L'affection en reste là et n'évolue plus ; elle se prolonge ainsi pendant plusieurs semaines jusqu'à ce qu'une amélioration durable se produise. C'est là, semble-t-il, l'opinion du professeur Tripier.

Il est naturel en effet que la quantité des bacilles dépende de la force de l'affection tuberculeuse. Nous avons déjà vu que dans 70 p. 100 des cas de méningite tuberculeuse confirmée par l'autopsie on a trouvé des bacilles. Ainsi 30 p. 100 des cas mortels ne permettent pas un diagnostic bactériologique positif. Donc rien d'étonnant à ce que dans les cas de guérison il soit rare de trouver les agents de l'infection.

2° Ou bien nous acceptons une action toxique des bacilles tuberculeux localisés dans d'autres organes, comme par exemple le poumon, de même qu'on attribue la méningite typhique à l'action toxique du bacille d'Eberth, sans avoir démontré que les bacilles existent toujours dans le liquide céphalo-rachidien, comme on représente la méningite de la pneumonie comme due à l'action du pneumocoque sans pouvoir toujours le démontrer.

Dans tous ces cas nous ne pouvons que donner des suppositions au sujet des lésions anatomiques ; ces lésions doivent être très faibles et consister en une congestion de la pie-mère avec peut-être néoformation des éléments conjonctifs et des éléments endothéliaux ainsi que l'a décrit Hansemann, en 1897, pour un cas de méningite séreuse.

Ces lésions doivent être difficilement perceptibles à

l'œil nu ainsi que le prouve le cas de Quincke dans le nº 67 de la *Volkman Sammlung*.

Début aigu avec cours chronique, tous les signes de méningite, violents phénomènes de compression, paralysie de l'abducens, vomissements, etc. Bacilles tuberculeux dans les crachats, énorme phtisie, pleurésie et péritonite marquées, tuberculose miliaire du foie et de la rate ; par contre aucune affection tuberculeuse du cerveau et de ses membranes, mais une hydrocéphalie chronique.

Nous devons rapprocher de ce cas les deux cas cités plus haut dus à Weill ; rappelons que dans le second on a trouvé à l'autopsie de l'œdème cérébral.

Un cas de Mollard est encore plus démonstratif sous ce rapport puisqu'on ne trouva pas trace, à l'autopsie d'une malade morte de méningite tuberculeuse, d'une première atteinte de méningite purement spinale survenue trois mois auparavant. La ponction lombaire faite pendant cette première atteinte avait révélé quelques leucocytes déformés. Le signe de Kernig était net.

Voici d'ailleurs l'observation en question que nous devons à l'amabilité de M. Mollard, médecin des hôpitaux de Lyon.

P. F..., âgée de vingt-deux ans et demi, ménagère, demeurant à Lyon, entrée le 13 décembre 1901.

Pas d'antécédents de tuberculose. Aucune maladie jusqu'à il y a trois ans. A ce moment première grossesse, très pénible. L'enfant mourut deux jours après d'hémorragie ombilicale. La femme nie la syphilis. Un an après deuxième grossesse. Mort à trois mois de convulsions. Ni l'un ni l'autre n'avaient à la naissance de pemphigus syphilitique. Il y a deux ans la malade eut après le deuxième accouchement un bouton à la lèvre inférieure qu'un médecin de Tarare qualifia de chancre et qu'il traita pour tel. Mais elle n'eut jamais d'accidents secondaires.

Actuellement on ne voit pas trace de ces accidents. L'affection actuelle a débuté l'année dernière en juillet. Un jour, brusquement, elle fut prise de douleurs atroces dans les reins, puis elle eut des métrorrhagies. Malgré un tamponnement les douleurs continuèrent environ trois semaines. Ces douleurs qui avaient disparu il y a dix-huit mois ont réapparu à diverses reprises en novembre 1900, puis en août 1901, novembre 1901. Depuis dix jours elles sont devenues plus intenses et ont persisté.

Actuellement, entre ces crises douloureuses la malade est calme, et ne se plaint que d'endolorissement de la région sacrée et d'un peu de céphalée. Puis brusquement elle est prise d'une douleur atroce bien limitée, en coup de poignard. Elle pousse des cris pendant cet instant qui dure une demi-minute. Depuis trois jours à la suite des douleurs il y a de grands vomissements bilieux. Hier matin difficulté à uriner.

A l'examen de l'endroit douloureux on ne note aucune déformation. La colonne n'est pas douloureuse, pas de gibbosité. Ebauche des signes de Lasègue et de Kernig. Rien de notable dans le vagin ni au niveau du col. Rien au foie, ni aux reins, ni aux poumons, ni au cœur.

Réflexes rotuliens normaux. Pupilles normales. Pas de troubles de la sensibilité. Emotivité très marquée, mais aucun autre signe d'hystérie. Température hier soir 37°8. Pas d'albumine.

Le 15 décembre on note : Depuis deux jours la température égale à 39°5. Maux de tête. Vomissements. Raideur de la nuque. Constipation.

Le 18 décembre. — Réflexes rotuliens faibles.

Le 20 décembre. — Amélioration. Quelques douleurs nocturnes, constipation opiniâtre, ni maux de tête, ni raideur de la nuque, ni vomissements.

Le 26 décembre les mouvements de l'articulation coxo-fémorale sont indolores ; mais signe de Lasègue légèrement positif des deux côtés. Kernig positif.

Température au-dessus de 38° le soir.

Le 8 janvier 1902. — On note qu'avant-hier les douleurs ont reparu mais moins vives ; température 38°3 le 7 au matin.

Le 16 janvier la malade va de mieux en mieux.

Le 21 janvier on constate que la malade a maigri durant sa maladie de 10 kilos. La malade commence à se lever depuis le 20 janvier ; mais elle ne peut toujours pas s'asseoir dans son lit. Signe de Lasègue et signe de Kernig. La malade ne peut fléchir la tête sur la poitrine sans réveiller les douleurs.

L'amélioration persiste.

Cependant *le 18 février* on note 39°4 le soir, en même temps que quelques douleurs.

La ponction lombaire faite à cette date donne issue à 10 c.c. environ d'un liquide clair comme de l'eau de roche qui ne donne aucun dépôt à la centrifugation. Au microscope on trouve à peine un ou deux leucocytes indistincts et déformés dans toute une préparation. On essaye des cultures avec le liquide céphalo-rachidien. C'est M. Louis Bancé qui se charge de ce soin ; les cultures restent stériles.

Un cobaye est inoculé le 1er mars sous la peau de la cuisse avec 1 c.c. ; il meurt le 15 mai sans qu'on trouve de lésions tuberculeuses à l'autopsie.

La malade *sort guérie le 8 mars.*

Elle entre de nouveau le 13 avril 1902 et présente tous les symptômes classiques d'une méningite cérébrale. — *Mort le 22 avril.*

A l'autopsie. — On constate une granulie discrète du rein, du foie, des poumons, du cerveau.

Méningite tuberculeuse de la base.

Pas de lésions appréciables des méninges rachidiennes ni de la moelle. — Liquide céphalo-rachidien trouble, augmenté de quantité.

A l'examen bactériologique de ce liquide, signé P. Courmont, on constate deux ou trois bacilles de Koch très nets.

Cette observation est intéressante à divers points de vue. D'abord on n'aurait pas manqué d'attribuer la méningite spinale à une syphilis non démontrée si la rechute ne fournissait par l'autopsie des preuves incontestables ; ensuite elle nous montre qu'une méningite spinale tuberculeuse a pu guérir sans laisser de traces, fait que nous sommes tenté de généraliser aux méninges craniennes.

D'ailleurs les travaux de Martin et Sicard sur la méningite tuberculeuse expérimentale nous confirment dans cette opinion.

Ces auteurs ajoutent :

La grande différence entre les méningites non tuberculeuses et les méningites tuberculeuses consiste en ce qu'il faut du temps pour que la combinaison de la toxine et des éléments nerveux effectue la destruction de ces derniers ; cette lenteur d'action de la toxine constitue un caractère encourageant pour la recherche d'une antitoxine que l'on pourrait injecter dans le liquide céphalo-rachidien.

Laissons donc cette porte ouverte à l'espérance, puisqu'il nous semble incontestable que la méningite tuberculeuse peut guérir définitivement.

CONCLUSIONS

I. — Nous désignons sous le nom de méningopathie certaines formes de tuberculose méningée à granulations rares ou à exsudats résorbables dans lesquelles les accidents sont assez atténués pour que l'affection aboutisse à la guérison.

II. — Nous avons trouvé, tant dans la littérature que par nos propres recherches, à peu près 60 observations de méningite tuberculeuse guérie.

III. — Parmi ces observations 40 environ sont simplement probables, d'après le tableau clinique et les antécédents tuberculeux.

IV. — Nous avons trouvé 10 cas où le diagnostic a été confirmé par des lésions anciennes constatées à l'autopsie.

Deux de ces cas sont, de par l'autopsie, des méningites tuberculeuses généralisées.

Un autre est cliniquement et anatomiquement un cas de méningite localisée.

Les 7 autres qui étaient cliniquement des méningites généralisées pourraient à la rigueur être considérés anatomiquement comme des méningites localisées.

V. — A côté de ces cas nous en avons placé 2 autres où le diagnostic clinique a été confirmé par la constatation ophtalmoscopique de tubercules de la choroïde.

VI. — La ponction lombaire qui a déjà révolutionné l'histoire des méningites bactériennes, pour employer l'expression de Sicard, est en train de produire la même transformation dans l'histoire des méningites bacillaires.

VII. — La recherche directe des bacilles dans le liquide céphalo-rachidien a fourni 1 cas de guérison.

VII. — Le cyto-examen. 2 cas infiniment probables à côté desquels nous plaçons un troisième cas, où la séro-réaction d'Arloing-Courmont, chez un individu sain par ailleurs, nous permet de croire à la tuberculose méningée.

IX. — En dernier lieu nous plaçons un cas intermédiaire de méningite spinale guérie temporairement qui a abouti à une méningite cérébrale granuleuse classique, qui fut mortelle.

X. — Ces nouveaux cas de guérison ne doivent pas être considérés comme des cas de méningite granuleuse généralisée, mais comme des formes à granulations rares ou simplement exsudatives ; c'est-à-dire comme des manifestations atténuées de la tuberculose méningée, que l'on peut, toutes proportions gardées, rapprocher de la tuberculose atténuée des séreuses articulaires appelée rhumatisme tuberculeux par M. le professeur Antonin Poncet.

BIBLIOGRAPHIE

ARCHAMBAULT. — Dictionnaire encyclopédique S. Jaccoud.
BARTH. — *Bulletin Société anatomique*, 1879.
BARTH (K.). — *Münchn. medic. Woch.*, 27 mai 1902.
BERNARD. — *Province médicale*, 1901.
— Société de médecine, séance du 6 mai 1901.
BERNHEIM (J.) et MOSER (P.). — *Wien. medic. Woch.*, mai 1897.
BOUDOU. — Thèse Montpellier, 1897.
CADET DE GASSICOURT. — Traité clinique des maladies de l'enfance.
COURMONT et MONTAGARD. — *Prov. méd.*, 1902.
CATELU. — *Bulletin de la Société clinique*, 1878.
CHANTEMESSE. — Thèse Paris 1884.
COINDET. — Cité par Henkel, Mémoire sur l'hydrocéphalie, Paris, 1817.
DESCOS (A.). — *Revue de médecine* 1902.
DREYFOUS. — *Revue des maladies de l'enfance*, 1883.
DUJARDIN-BEAUMETZ. — *Société médicale des Hôpitaux de Paris*, 1878.
GAILLARD. — *Société médicale des Hôpitaux de Paris*, 14 novembre 1902.
GRIFFON. — *Société de biologie*, 5 janvier 1901.
GROSS. — *Berl. medicin. Woch.*, 18 août 1902.
GRUCHY. — *Société de neurologie*, 6 novembre 1902.
GUINON. — *Société de Pédiatrie*, 1901.
HENKEL. — *Münch. med. Woch.*, 1900.
HUTINEL. — Traité de médecine B et G, 1902.
JANSEN. — *Deutsche med. Woch.*, mars 1896.
KARLEWSKI. — In *Dissertation*, Berlin, 1901.
LANGER. — *Zeitschrift f. Heilk.*, 1901.
LAWKOWSKY. — Cité par Courmont et Montagard.
MARFAN. — Traité des maladies de l'enfance.

MARTIN et SICARD. — *Société de biologie*, 5 mars 1898.
MÉNÉTRIER. — *Société médicale des Hôpitaux de Paris*, 19 avril 1900.
MERY. — Cité par Courmont et Montagard.
MYA. — *Ac. physico-medic. Florence*, 22 mars 1899.
ODIER. — *Société royale de médecine*, 1779.
PHILIPPE et GUSTAN. — *Soc. de Neurologie*, 7 décembre 1899.
RAYMOND. — Leçons sur les maladies du système nerveux, t. II, 1906.
RILLIET. — *Société médicale des Hôpitaux*, 1892, 14 septembre.
ROCAZ. — *Archives méd. des enfants*, 1901.
ROGER. — Introduction à la médecine.
ROSENSTEIN. — In *Dissert. München.*, 1901.
SAIDA. — *Montpellier médical*, 1888.
SÉPET. — *Médecine moderne*, juillet 1902.
SICARD. — Thèse Paris, 1899.
— *Presse médicale*, 1900.
STOEBER. — Thèse Paris, 1889.
THOMALLA. — *Berl. klin. Woch.*, 16 juin 1902.
TROUSSEAU. — Cliniques.
TRUCHER. — *Province médicale*, 1902.
WALLIS, ORD et WATERHOUSE. — *Lancet*, 10 mars 1894.
WEILL. — Traité de thérapeutique appliquée.
WEST. — Cité par Henkel.
WIDAL, SICARD et RAVAUT. — *Soc. de biologie*, 13 oct. 1900.
WIDAL et LE SOURD. — *Société de biologie*, juillet 1902.

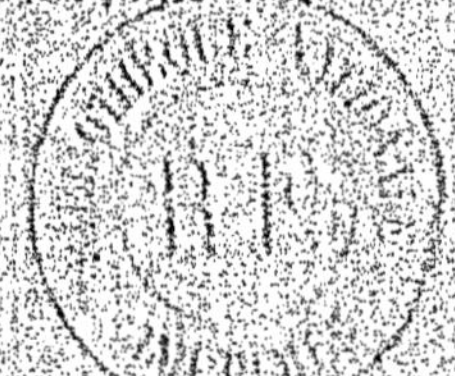

Lyon. — Imp. A. STORCK & Cie, 8, rue de la Méditerranée.

www.ingramcontent.com/pod-product-compliance
Ingram Content Group UK Ltd.
Pitfield, Milton Keynes, MK11 3LW, UK
UKHW020311220726
13923UKWH00003B/1084